全国高等中医药院校中医微创针法"十三五"创新教材

水针刀临床治疗学

主　　编　　吴汉卿　　吴军瑞　　吴军尚

副主编　　李雨声　　傅立新　　李滋平　　周　鹏
　　　　　　胡　斌　　陈少禹　　郭　妍

编　　委　　张洪波　　田宽红　　李善填　　乔海润
　　　　　　陈　涛　　吴　鑫　　赵　帅　　邓忠明
　　　　　　王慧敏　　李晓初　　赵紫昊　　刘宜军
　　　　　　乔新惠　　赵乃青　　岳文迪　　曲鸿源
　　　　　　曲　博　　王宣权　　杨国智　　李之涵
　　　　　　兰方宇　　李庚鹏　　陈与潇　　郭敬轩
　　　　　　郭　奇　　周骏塬　　缪天睿　　陈耳冬
　　　　　　张　聪　　苏建荣　　程相泉　　蔡　东
　　　　　　杨　靖　　李梦阳

图片制作　　王　伟

摄　　影　　黄　建　　于忠强

全国百佳图书出版单位

中国中医药出版社

·北 京·

图书在版编目（CIP）数据

水针刀临床治疗学 / 吴汉卿 , 吴军瑞 , 吴军尚主编 .
北京 : 中国中医药出版社 , 2025. 4. -- (全国高等中医
药院校中医微创针法"十三五"创新教材).
ISBN 978-7-5132-2195-5

Ⅰ. R245.9

中国国家版本馆 CIP 数据核字第 2025BG5390 号

中国中医药出版社出版

北京经济技术开发区科创十三街 31 号院二区 8 号楼
邮政编码　100176
传真　010-64405721
河北品睿印刷有限公司印刷
各地新华书店经销

开本 787×1092　1/16　印张 12　彩插 0.75　字数 294 千字
2025 年 4 月第 1 版　2025 年 4 月第 1 次印刷
书号　ISBN 978 – 7 – 5132 – 2195 – 5

定价　68.00 元
网址　www.cptcm.com

服 务 热 线　010-64405510
购 书 热 线　010-89535836
维 权 打 假　010-64405753

微信服务号　zgzyycbs
微商城网址　https://kdt.im/LIdUGr
官 方 微 博　http://e.weibo.com/cptcm
天猫旗舰店网址　https://zgzyycbs.tmall.com

如有印装质量问题请与本社出版部联系（010-64405510）

全国高等中医药院校中医微创针法"十三五"创新教材

编审委员会

主任委员 石学敏（中国工程院院士、国医大师）

委 员 吴咸中（中国工程院院士）

刘保延（中国中医科学院教授）

唐志书（北京中医药大学教授）

严振国（上海中医药大学终身教授）

唐祖宣（国医大师、河南中医药大学终身教授）

刘柏龄（国医大师、长春中医药大学终身教授）

韦贵康（国医大师、广西中医药大学终身教授）

许能贵（广州中医药大学教授）

张 缙（黑龙江中医药大学终身教授）

王耀献（河南中医药大学教授）

陈 刚（湖北中医药大学教授）

陈 忠（浙江中医药大学教授）

程海波（南京中医药大学教授）

余曙光（成都中医药大学教授）

杨晓航（陕西中医药大学教授）

田维柱（辽宁中医药大学教授）

杨钦河（暨南大学医学院教授）

王福春（长春中医药大学教授）

高树中（山东中医药大学教授）

高宗桂（台湾中国医药大学教授）

周友龙（河南中医药大学教授）

胡龙宝（新乡医学院教授）

全国高等中医药院校中医微创针法"十三五"创新教材

编委会

主编简介

吴汉卿，主任医师，教授，中医筋骨针法与水针刀疗法发明人，伤寒六经针法创立者，吴氏中医针法第五代传承人，北京中医药大学岐黄临床导师、广东省中医院主任医师、河南中医药大学客座教授。

吴教授兼任中华中医药学会国际针法与经典名方论坛专家委员会主任委员、北京世针联中医微创针法研究院名誉院长，并任瑞典针灸学会终身名誉会长、新加坡针灸学会终身名誉会长、意大利中医药学会名誉会长、俄罗斯中医药学会名誉会长。

他从事医、教、研工作30余年，勤奋不息，传承创新了"十四经筋三关定位法诊疗体系"；主编"全国高等中医药院校中医微创针法'十三五'创新教材"9部，获国家专利17项，科技成果5项，编写医学专著20余部，其代表著作有《大成水针刀疗法》《水针刀微创技术·骨筋伤病》《水针刀微创技术·脊柱相关疾病》《中医筋骨三针疗法》《伤寒六经针方知要》《伤寒六经针方治疗学》《图解伤寒六经针方知要》《十四经筋标准挂图》《中华针刀·水针刀微创治疗学挂图》等，其中《中医微创入路解剖彩色图谱》获得国家新闻出版署"三个一百"原创出版工程奖与中华中医药学会学术著作奖一等奖；发表论文30余篇。

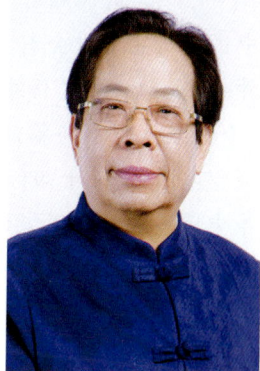

吴军瑞，主治医师，吴氏中医针法第六代传承人，毕业于河南中医药大学，跟随吴汉卿教授、石学敏院士、唐祖宣国医大师、张磊国医大师学习。他现任北京世针联中医微创针法研究院院长，兼任中华中医药学会国际针法与经典名方论坛专家委员会副主任委员、中国中医药研究促进会中医微创专业委员会副主任委员、世界针灸学会联合会筋骨针法传承委员会副主任委员；获科技成果奖5项，国家专利9项；发表论文10余篇；作为主编、副主编参编《伤寒六经针方知要》《伤寒六经针方灸法学》《中医筋骨针法治疗学》《本草临证知要》，以及"全国高等中医药院校中医微创针法'十三五'创新教材"3部，另参与编写其他学术著作10余部。

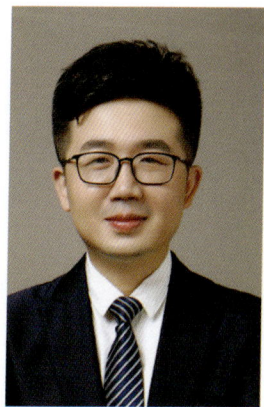

吴军尚，医学博士，吴氏中医针法第六代传承人，毕业于广州中医药大学，从业于广东省中医院针灸科。他出身中医世家，自幼对中医药产生浓厚兴趣，跟随吴汉卿教授、石学敏院士、唐祖宣国医大师、许能贵教授、周友龙教授学习，不断提升临床能力，擅长应用针灸疗法、筋骨针法、水针刀疗法等治疗疼痛、脑血管疾病及其他常见病。

他参与的课题曾获中华中医药学会科学技术奖二等奖、中国中医药研究促进会科技进步奖；获国家专利 3 项；主编《中医筋骨针法治疗学》《伤寒六经针方知要》《图解伤寒六经针方知要》《十四经筋解剖与临床》《灵枢针法临证知要》《中医微创入路解剖彩色图谱》《十四经筋标准挂图》等著作 10 余部，作为编委、副主编参与编写"全国高等中医药院校中医微创针法'十三五'创新教材" 3 部，参编的书籍获中华中医药学会学术著作奖一等奖；发表学术论文 10 余篇。

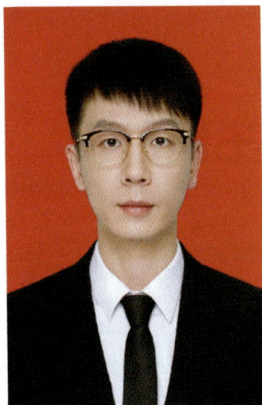

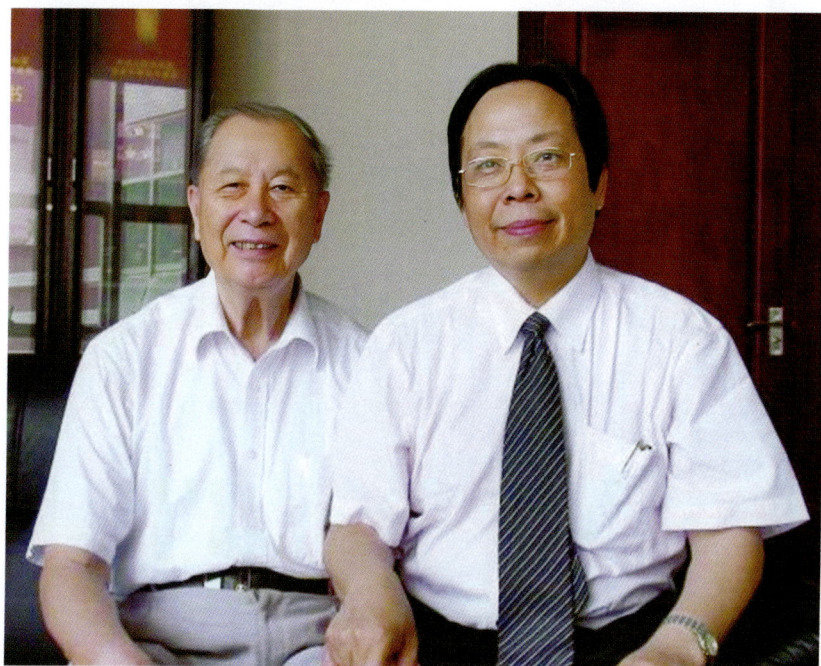

吴汉卿教授（右）与著名解剖专家钟世镇院士（左）合影

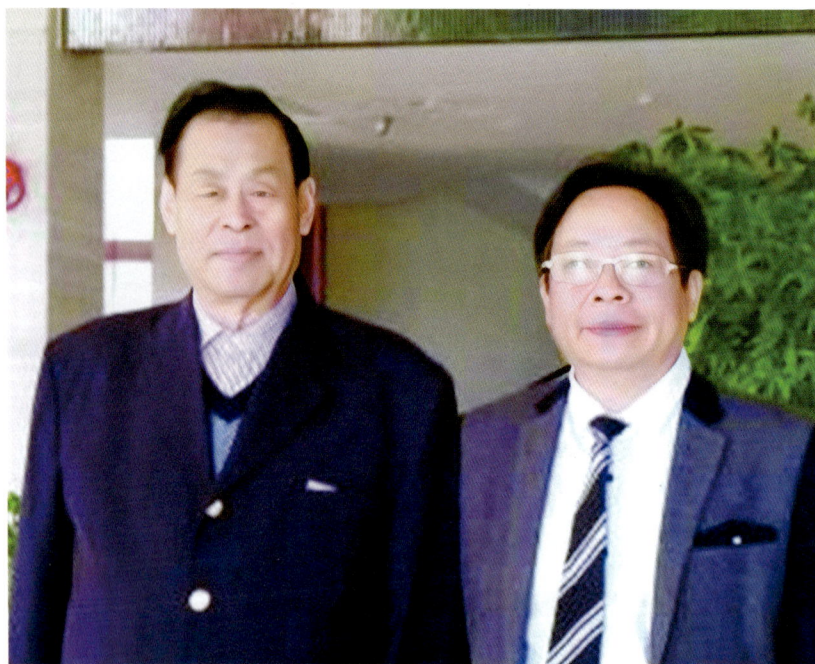

吴汉卿教授（右）与恩师中国工程院院士、
国医大师石学敏教授（左）合影

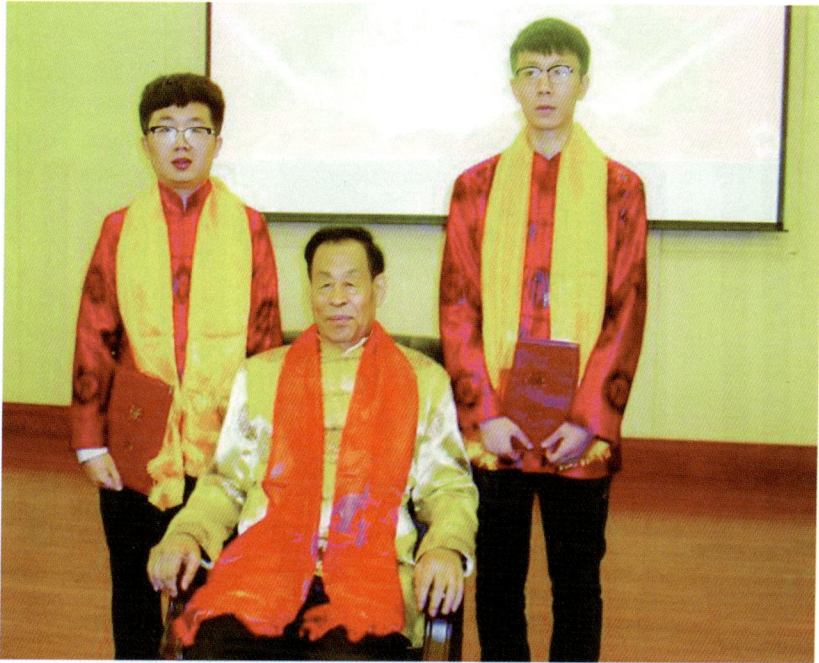

吴军瑞院长（左一）、吴军尚博士（右一）
拜师中国工程院院士、国医大师石学敏教授（中）

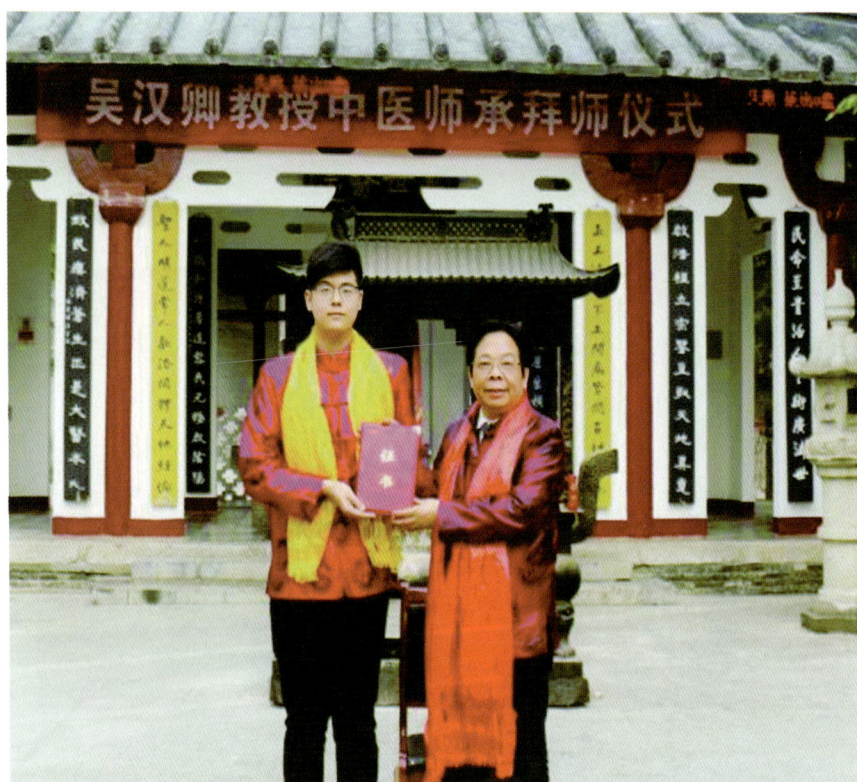

李雨声主任（左）拜师吴汉卿教授（右）

九针水针针刀一体
药氧磁化疗法神奇

遒赠
吴汉卿主任

尚天裕于北京
二〇〇八月

尚天裕教授题词赠吴汉卿教授

石 序

　　作为一名创新型中医学专家，吴汉卿教授三十年如一日地进行着临床实践，对学术的追求如此执着，实在难能可贵。他总结发明了水针刀疗法及中医筋骨三针疗法。吴教授在传统经筋学理论基础上，结合经筋解剖学、生物力学、病理学等，对十二经筋和任督二脉系统进行研究，对家传的龙关定位法进行传承并发掘整理，明确了十二经筋解剖位置、形态结构、主要功能，总结出"十四经筋三关定位法诊疗体系"，使无形的经典理论变得明确可循。这一体系突破传统"十二经筋"藩篱，具有科学性、先进性、创新性、实用性。吴教授据此提出"以筋为纲，以经为领，以关为守，以结为要，以松为法，以调为治，以气为通，以神为主"的治疗原则与要领。

　　吴汉卿教授与吴军瑞院长、吴军尚博士、李雨声主任等，在吴永洲先生（吴汉卿教授父亲）总结的《伤寒六经脉证针法与经方知要》基础上，编写了《伤寒六经针方知要》一书。该书在仲景学术思想指导下，提出"中经络中脏腑学说"，创立伤寒六经针法经方治疗学，在针法与经方并用治疗学方面取得了良好效果。这些成果必将对中医针灸、经方，以及中医微创针法的传承创新与临床应用，起到积极的推动作用。

　　《水针刀临床治疗学》一书图文并茂，内容翔实、新颖，具有较高的实用性、科学性与先进性。该书的出版，对广大从事骨伤、疼痛、针刀、水针刀、筋骨针法及中医微创等疗法的临床医师具有指导意义。该书是在临床、教学、科研方面具有较高参考价值的书籍，值得大力推荐，并乐意为该书作序。

中国工程院院士、国医大师　石学敏

2023 年 3 月

前　言

　　中医微创针法，是在传统九针的基础上发展创新而逐渐形成的新型技术，是东西方医学共同关注的新型技术。自 20 世纪 60 年代以来，中医界不少名家传承创新，发明了中医微创针具，如新九针、针刀、水针刀、铍针、刃针、长圆针、筋骨针、拨针、银质针等，并形成了各有特色的中医微创针法。中医微创针法治疗筋骨伤病、脊柱相关病及临床疑难病疗效独特，具有良好的临床应用前景和推广价值。

　　随着中医药法的实施，为更好地传承弘扬中医微创针法，我们组织和规划了全国高等中医药院校中医微创针法"十三五"创新教材。

　　在本套教材规划过程中，我们认真听取了相关院校和相关专业专家的意见，结合中医微创针法的实践，加强顶层设计和组织管理，并酌情借鉴、参考全国高等中医药院校相关专业教学大纲，拟定了各分册创新教材的教学大纲和编写大纲，旨在培养高等中医药院校学生及医护工作者，使其能够学习掌握中医微创针法的基本理论、基本知识和基本技能，更好地服务于临床。由来自北京中医药大学、上海中医药大学、广州中医药大学、南京中医药大学、河南中医药大学等 30 多所高等中医药院校的 40 多位知名专家学者组成编委会，合力编写了这套全国高等中医药院校中医微创针法"十三五"创新教材。本套教材是在国家中医药管理局认定的中医微创技术中，选取部分优秀针法组成，包括《中医常用腧穴解剖学》《中医微创针法解剖学》《中医针法十四经筋解剖与临床》《中医微创铍针疗法》《中医微创针刀疗法》《中医微创水针刀疗法》《中医筋骨三针疗法》《中医微创刃针治疗学》《中医微创水针埋线疗法》《水针刀临床治疗学》等教材。

　　本套教材的出版，既可供中医药院校教学使用，也可供西医院校开设本学科课程教学使用，还可作为针灸推拿学、中医骨伤科学等专业教学及临床医师参考使用。因为中医微创针法是以中医理论为指导，结合西医学的诊疗标准，所以对学生学习、掌握该类中医微创针法，开拓新的医学思维模式可提供指导和帮助。

　　由于本套教材编写时间短，不足之处在所难免，希冀各相关院校专家教授及临床医师在使用过程中提出宝贵的意见，以便修订再版，使本套教材进一步完善，更适用于教学、科研与临床研究。

全国高等中医药院校中医微创针法"十三五"创新教材编委会

2018 年 3 月 21 日

编写说明

《水针刀临床治疗学》一书，是本人在繁忙的工作之余，率儿子吴军瑞、吴军尚，弟子李雨声等人，在《大成水针刀疗法》的基础上，结合多年的临床实践经验编写而成的。本书上篇着重阐述水针刀疗法的历史、八大特点、临床机制、立体三角定位法、针法要领、操作规程、触诊法与常用持针法、常用八大针法及十四经筋三关定位法诊疗体系，并在"人体软组织立体三角平衡原理学说"基础上，进一步完善三针法定位与针法技巧、水针刀三氧消融术，阐明水针刀疗法的适应证、禁忌证、注意事项；下篇详细介绍了应用水针刀松解、注射、埋线等方法，治疗筋骨伤病、慢性疼痛病、脊柱相关病与临床疑难病的临床操作，并附典型病案及注意事项。水针刀疗法经过30多年的临床实践、科研与教学推广，取得了显著的疗效。正如尚天裕教授生前所总结的："在临床中，水针刀疗法集松解筋结、注射药氧、回抽检测等于一体，治疗疼痛病取得了突破性进展；水针刀治疗脊柱相关病，作者创立了脊柱相关病九大诊疗区，使传统经穴简易化，开创了脊柱相关病的诊疗先河。"

在30多年的临床实践中，我们不懈进取，编写了中医微创领域的第一套图谱——《中医微创入路解剖彩色图谱》，之后又撰写、绘制了《中华针刀·水针刀微创治疗学挂图》《十四经筋标准挂图》《十四经筋解剖与临床》《伤寒六经针方知要》《伤寒六经针方治疗学》《伤寒六经针方灸法学》《灵枢针法临证知要》《图解伤寒六经针方知要》等。

为了使水针刀疗法和筋骨三针疗法在解剖理论、临床治疗与针法技巧方面更上一层楼，我们集30多年的临床、教学、科研经验，结合临床病案，整理编写了《水针刀临床治疗学》，希望临床医生通过阅读本书，能够熟练应用水针刀疗法，达到"刀随心神走，游离筋骨间""刀随手腕转，效从指下生"的境界。

吴汉卿

2025 年 1 月

目 录

上篇 总论

下篇 各论

上篇 总论

第一章 概论

第一节 水针刀疗法的历史背景

针灸疗法所用的器具，从远古时期的砭针，到冶金术时期的古九针，从砭石针、铜针、金针、银针到合成银针，从九针、新九针、特种针、水针、针刀到水针刀，经过了几千年的发展，大致可以分为以下几个阶段。

一、砭石针阶段

我们的祖先生活在地球上，不可避免地发生各种各样的疾病，为了繁衍生息，从生命之初，他们就开始同大自然与疾病作斗争。原始人类没有医治疾病的方法，在与大自然和疾病斗争的时候，发现了砭石锥刺能够起到镇痛、疗疾的作用，于是砭石针疗法就诞生了。这个时期在14000年前的旧石器时代。到了新石器时代，砭石已成为专门的医疗器具，其形状有圆形、尖锥形，还有能够切割的刀状砭石等。商代，河南地区曾流行过玉质砭石针（剑形玉石刀），它与古九针中的铍针相似。

二、九针阶段

商代出现了冶金术，砭石针具进一步发展为金属针具。春秋战国时期，九针针具已经形成。《灵枢》记载了9种针具的长短、形状及用途。此时我国的九针疗法也日臻完善。清代中期，古九针发展为新型九针。收藏于河南南阳张仲景医圣祠的清代"刀针"，主要有3种类型，临床应用各不相同：马蹄形刀针，用于外科疾病的治疗；棱形刀针，用于刺血疗法；带刃形刀针，用于筋结症（类似西医学的软组织损伤结节）的治疗。

三、毫针阶段

九针疗法在长期的临床应用中，逐渐向两个方向发展：一个方向发展为毫针针具，主要以经络学说为指导，选经取穴，采用提插、捻转等多种手法，治疗内科疾病有确切的疗效，其功能主要是疏通经络、调节阴阳等；另一个方向是发展为中医外科手术刀具，主要用于痈疖、丹毒等的治疗。

四、其他针法发展阶段

新中国成立后，在党和政府的关怀下，伴随着自然科学的高速发展，针灸学也得到了飞跃式发展。我国广大针灸临床工作者及研究人员，在临床适应证及针灸治疗机制方面进行了广泛深入的研究，在传统的针灸学基础上，发明了头针、眼针、手针、腕针、体针、足针、踝针等疗法。针灸针具也由原来的金属针发展到磁针、电针、激光针等。

五、水针疗法形成阶段

水针疗法，是中医传统经络腧穴与西医水针注射相结合而形成的一种疗法。20 世纪50 年代初，苏联巴甫洛夫的神经反射学说在我国医学界产生了很大影响。1957 年，蔡咸信吸收神经反射学说的内容，创立了经穴注射疗法。1958 年，朱龙玉等人将中医经络腧穴理论与神经反射学说相结合，开展了神经封闭疗法。之后，这种中西医结合的经穴注射疗法、神经封闭疗法在临床上被广泛应用。

六、针刀医学及新型针法兴起阶段

随着临床医学的进一步发展，国内外骨伤科专家对慢性软组织损伤病理机制进行了深入的研究与探讨。20 世纪 60 年代初，中国著名软组织外科学之父宣蛰人教授首先提出了软组织损伤无菌性炎症学说，认为其病理过程主要是软组织损伤后，病变部位散在出血、机化，导致无菌性炎症反应，形成结节，对周围血管、神经产生刺激、压迫，引起疼痛症状。因此，宣蛰人教授提出治疗该病应用开放性手术的大松解术。这种方法虽然暂时缓解了软组织损伤的临床症状，但其产生的并发症也随之而来。不过，尽管大松解术存在一定的局限性，但是为后世医家治疗软组织损伤疾病，遵循缓解疼痛、消除无菌性炎症、松解软组织结节的诊疗思路，有着深远影响。

20 世纪 60 年代末，山东省黄永发老师在九针的基础上发明了小宽针，用于软组织损伤疾病的治疗；山西省针灸研究所所长师怀堂教授在古九针基础上，结合现代科学技术，发明研制了新九针，广泛用于治疗临床疑难性疾病。

20 世纪 70 年代末，朱汉章教授在临床实践中，经过潜心研究，将中医针刺疗法与开放性手术有机结合，发明了小针刀疗法。该疗法在发展过程中理论机制不断完善，临床应用也不断发展，不仅可以用于软组织损伤疾病、骨伤疾病的治疗，而且可以用于治疗其他临床疑难病症。随着针刀疗法的不断推广与普及，针刀医学已经成为一门成熟的学科。

天津的任志远教授在九针基础上，以现代微型手术与经络腧穴相结合，发明研制出针灸刀。

20 世纪 80 年代初，吴汉卿教授在九针基础上，结合水针疗法，发明了水针刀微针疗法。经过 30 多年的临床与理论研究，他在九针基础上，传承家传太极龙关针法、传统针刺手法，并进一步创新，总结出筋骨三针疗法，主要用于治疗筋骨伤病、慢性疼痛病、脊柱相关疾病等，疗效确切，安全可靠。

第二节　水针刀疗法及针具

一、水针刀疗法简介

吴氏中医针法起源于医圣故里河南南阳，从清代中期至今，经七代人勤奋不息，薪火相传，拥有近 300 年的历史。吴氏中医针法包括太极龙关针法、伤寒六经针法经方知要、中医筋骨针法、水针刀疗法。图 1-1 是吴氏中医文化馆收藏的清代刀针。

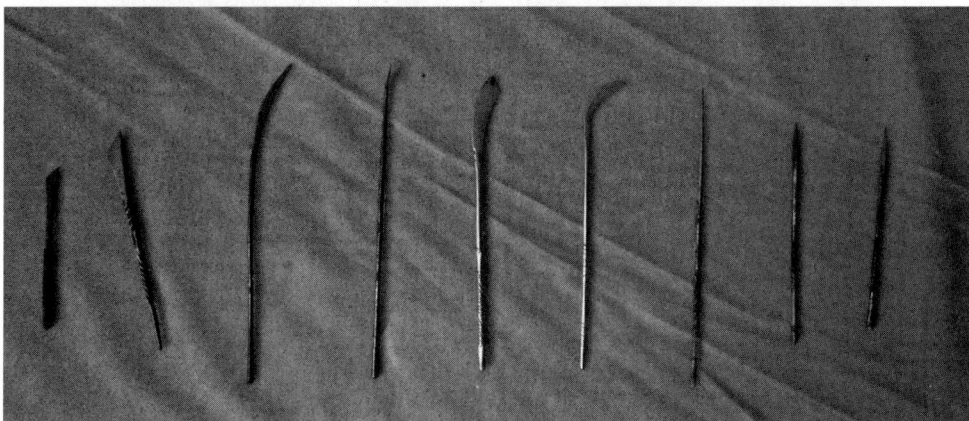

图 1-1　吴氏中医文化馆收藏的清代刀针

水针刀疗法是传承于吴氏中医针法，与现代水针疗法相结合所形成的一种中医微创针法，具有松解结节、分离粘连、注射药氧、留置磁线等功能。

该疗法主要治疗软组织损伤疾病、筋骨伤病、慢性疼痛病、风湿痹证、脊柱相关疾病等，具有疗效确切、安全可靠的特点。

在治疗筋骨伤病方面，吴汉卿教授根据中医经筋学说、现代软组织解剖学、人体生物力学、现代病理学等理论，提出了"人体软组织立体三角平衡原理学说"，确立了"十四经筋肌筋膜区带筋结点三关定位法"诊疗系统，总结出动静平衡三针法。

在治疗脊柱相关疾病方面，吴汉卿教授根据人体内脏疾病在脊柱区带的反射规律，创立了脊柱相关疾病九大诊疗区及胸腹部九大对应诊疗区，为治疗脊柱相关疾病开辟了新的途径。

二、水针刀针具简介

（一）水针刀

水针刀是将九针中的铍针、锋针、钩针等与水针有机结合，研制出的系列针具（图 1-2），分为扁圆刃水针刀、锋勾形水针刀、勺状水针刀、剑刃形水针刀、马蹄形水针刀、埋线水针刀等，每种类型分大、中、小号，长度分别为 3cm、6cm、9cm。水针刀能做回抽检测，避免对血管、神经造成损伤。

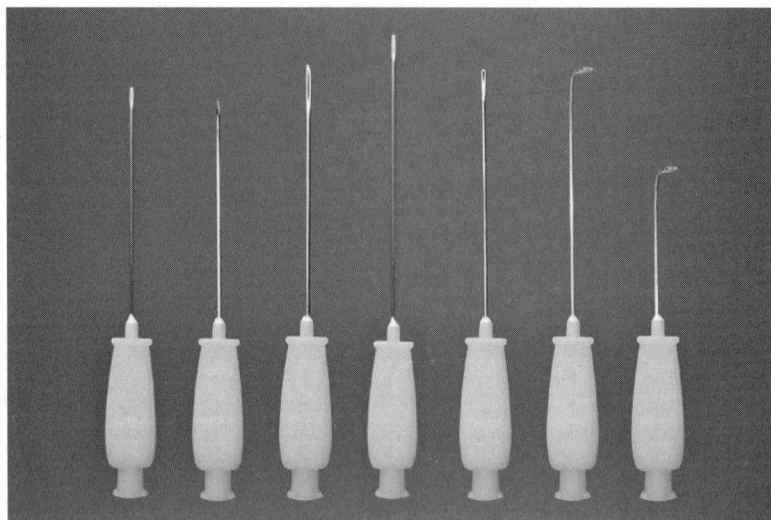

图 1-2　一次性水针刀

（二）微型筋骨针

微型筋骨针（图 1-3）带刃，如毫针粗细，使用时微创伤，无痛苦，既有针刀松解筋结、分离粘连的作用，又有毫针疏通经络的功能。其主要用于治疗软组织损伤疾病、肌筋膜炎、小关节病变等，并可用于年老体弱者、偏瘫后遗症患者。

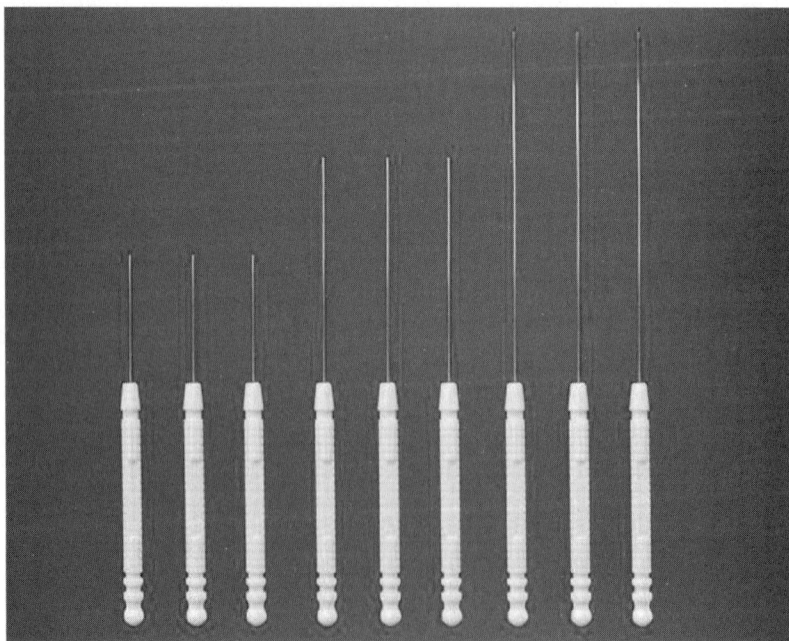

图 1-3　一次性微型筋骨针

（三）巨型筋骨针

巨型筋骨针（图1-4）分为扁圆刃筋骨针、椎间孔筋骨针、筋骨减压针、圆头筋骨针、锋勾形筋骨针与马蹄形筋骨针等类型。其主要用于治疗外伤后遗症、骨坏死症、骨关节炎等骨伤科疑难病症，并可用于筋骨减压术等。

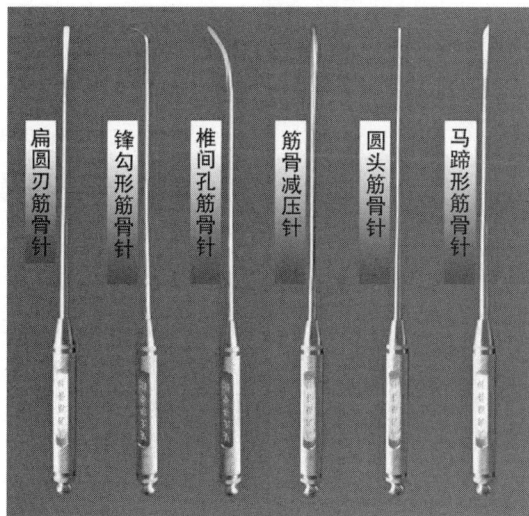

图1-4 巨型筋骨针

第三节 水针刀疗法的八大特点

一、三针定位，直达病灶

吴汉卿教授根据多年临床、教学、科研经验，结合人体生物力学、现代病理学及筋膜学说，提出了"人体软组织立体三角平衡原理学说"，创立了"三针法定位"。该方法定位准确、入路安全，规范了治疗的进针点，提高了疗效。

二、危险区划分，提高安全性

掌握微细解剖知识是做好微创针法的基础。吴汉卿教授通过多年的临床实践与教学，结合三维解剖，总结了安全治疗点及危险治疗区。掌握危险治疗区的划分与规范的入路点，是临床治疗规避风险的保障。

三、回抽检测，规避风险

水针刀针具是传统九针与现代水针针具的有机结合，是一种微创针具。在应用水针刀疗法进行治疗前，可以先做回抽检测，然后松解软组织、注射药物或氧气，这样就避免了对神经、血管的损伤，提高了安全性。

四、中西融合，传承创新

水针刀疗法技术的核心部分在于针法。水针刀的针法吸收了传统针法的精华：**旋转松筋法**，传承于传统针法的白虎摇头针法；**弹拨松筋法**，传承于传统针法的青龙摆尾针法；经筋弹拨松筋法，传承于传统针法的苍龟探穴针法；刀静患动法，传承于传统的运动针法；筋膜扇形松筋法，传承于传统的太极针法。

五、松解、注射同步进行

在治疗软组织损伤疾病、骨伤疾病方面，水针刀疗法除了能够松解软组织结节，还可以在病变疼痛部位注射药物及医用三氧（O_3），具有见效快、疗效确切等特点。

六、药氧并用，治疗疼痛

水针刀疗法可以松解筋结，注射活血化瘀药及医用三氧，以达到消肿散结的目的。医用三氧，一方面可以激活脑啡肽，促进其释放，具有镇痛作用；另一方面可以消除无菌性炎症，也可起到镇痛作用。

七、首创九大诊疗区，规范诊疗

在脊柱相关疾病诊疗方面，吴汉卿教授根据内脏疾病在脊柱区带的反射规律及人体脊柱生物全息学原理，划分了脊柱相关疾病九大对应区与胸腹部筋膜九大对应诊疗区，以及脊柱神经治疗线与四肢治疗点。临床可以根据不同疾病的治疗需求，在不同的诊疗区内，应用水针刀疗法松解软组织、注射药物、留置蛋白线，不仅方法简便，而且安全有效。

八、抗复发、抗粘连，远期效果突出

水针刀疗法可以松解筋结，并注射抗炎止痛的松解药物及医用三氧，不仅可以快速消除无菌性炎症，增强疗效，而且具有抗粘连、抗复发作用。

第四节　水针刀疗法的治疗原理

一、针法松解作用

1. 在软组织损伤部位松解筋结、分离粘连，具有舒利经筋、疏通经络的作用，**能够恢复局部组织内力的平衡**。

2. 在肌筋膜间室或滑囊部位进行松解，抽取滑液，具有减张、减压作用。

二、药物注射作用

水针刀疗法松解筋结时，可以注射活血化瘀药，起到活血通络、消肿散结作用。

三、消炎作用

在水针刀疗法松解与注药的同时，可注入一定量的医用三氧，不仅可以消除无菌性炎症，溶解椎间盘脱出物质，而且可改善病灶区的缺氧状态，起到气体松解，解除软组织粘连的作用。

四、镇痛作用

在治疗疼痛性疾病时，水针刀疗法可以松解筋结，注射活血化瘀药或医用三氧，具有抗炎镇痛作用。

五、留线作用

治疗脊柱相关疾病时，水针刀疗法可以在背部和胸腹对应区进行松解、注药、留线，松解和注药具有调整内脏功能的作用；留线可产生持久的刺激作用，提高人体免疫功能，调整人体阴阳平衡。

第五节　水针刀疗法的针法要领

一、天人合一，医患共鸣

《易经》为群经之首，其纲领为"天人合一"，强调"天、地、人"三元互为一体。人生处世原则要得天时、占地利、修人和。古有医易同源之说，中医整体观念与《易经》的天人合一理论互为一体，强调自然界季节更替、气候变化、环境区域改变，都能影响人体各个脏器的生理病理。水针刀疗法也以中医的整体观念指导临床，在治疗、进针深度及针法技巧等方面，随时调整变化，提出了"天人合一、医患共鸣"的总要领。

二、针法要领

《灵枢·九针十二原》论持针法时说："持针之道，坚者为宝，正指直刺，无针左右，神在秋毫……"针刺的操作技巧在于指尖的灵活变化，水针刀疗法的核心部分，同样重在针法，而着重在于手腕部，可以概括为针随心神走，游离筋骨间，针随手腕转，效从指节生。

《素问·刺齐论》曰："刺骨者无伤筋，刺筋者无伤肉，刺肉者无伤脉……"我们强调在松解过程中，要用心体会针感，以手下有阻力感伴弹响声作为评判标准，如针下柔软、无阻力感则无须继续松解，以减少对正常组织的损伤；治疗时与患者保持沟通，及时调整松解力度和方向，以防损伤神经及出现晕针等不良反应。

水针刀疗法的核心：以十四经筋三关定位法为基础，以伤寒六经辨证为诊断依据，形成"病症、脉理、方、穴、术"诊疗体系，以筋为纲，以关为守，以结为要，以松为法，以经为领，以调为治，以气为通，以神为主。

我们要求医者"临证先明六经，确定阴阳三关，通关针法松筋结，舒筋通络调内脏，针药并用治顽症"，方能在用水针刀疗法治疗筋伤、疼痛、风湿痹证及其他临床疑难病症时取得确切疗效。

三、针法技巧

水针刀疗法的技巧着重在手腕，用针刀进行分离时强调"内动外不动"。针法是疗法的灵魂，是疗效的保障。其操作流程：快速进针→回抽检测→缓慢松解→回抽注药→快速出针。

1. 定位准确，方向正确 准确的定位是保证疗效的另一个要素，因此用水针刀治疗骨关节疾病时必须按三针法定位、治疗脊柱相关疾病时按九大诊疗区定位。

2. 针法稳妥，松解适当 水针刀疗法不仅强调定点准确，无痛进针，而且在治疗疾病时，要求针法灵巧、松解适当，这是水针刀疗法有效的保障之一。

3. 缓慢注药，精细松解 在应用水针刀进行注射时，速度不应过快，以免令患者疼痛；针法松解要精细，逐层松解分离。水针刀达骨膜面时，宜中病即止，不应过多分离，以免损伤健康骨膜。

4. 快进速拔，手法恢复 在应用水针刀疗法时，进针及出针速度要快，以减轻患者的疼痛。治疗后可配合手法治疗，促进局部炎性物质的吸收，松解肌肉，提高疗效。

第六节 水针刀疗法的操作规程、常用触诊法与常用持针法

一、操作规程

1. 一明 明确诊断，即对治疗的疾病要先做明确诊断。

明确诊断要根据四步规程，即症状＋体征＋动静触诊＋影像学检查及辅助检查。

2. 二严

（1）严格掌握适应证。

（2）严格无菌操作。

3. 三选择

（1）定点选择：水针刀疗法的治疗点为筋结点、骨突附着点、内脏疾病反射点等。吴教授总结：十四经筋是由肌筋膜区带构成的，附着于关节骨突的动静交点上，在维持人体稳定及运动的过程中，这些附着点既是力学受力点、病理学损伤点、筋结的形成点，也是治疗学的进针点。临床治疗将水针刀刺入浅层筋结点，可以达到松解筋膜、活血止痛的目的。

（2）针法选择：①骨伤疾病，根据软组织立体三角平衡原理学说，按三针法定位，如颈三针、腰三针等。②脊源性疾病，按九大区定位。

（3）注药选择：合理用药，不同疾病选用不同的药物。治疗筋伤病，用活血化瘀药，

如复方当归注射液、人胎盘组织注射液；治疗骨伤疾病，用骨肽注射液、胎盘组织液等。

4.施术前准备

（1）针具选择：水针刀针具（批号、公司）均应符合国家医疗器械生产和销售监督法规的规定。根据患者病情选取不同型号的水针刀。

（2）针具检查：为防止针刺意外事故的发生，在治疗前应严格检查针具是否锋利、有无毛刺和弯钩等缺陷，如发现包装损坏等不合格现象，应予以剔除。

（3）体位选择：患者体位的选择，应以既有利于腧穴的正确定位，又便于施术者的操作及患者长时间保持固定姿势而不疲劳为原则。一般选择以下体位。

①仰卧位：患者仰卧于治疗床上，四肢自然伸直平放。该体位适宜选取头部、胸部、腹部和四肢的治疗点。

②侧卧位：患者侧卧于治疗床上，四肢可自然屈曲。该体位适宜选取身体侧面，以及上肢、下肢部位的治疗点。

③俯卧位：患者俯卧于治疗床上，头面胸腹朝下，上肢可做环抱状置于下颌或额头下，下肢自然平伸。该体位适宜选取头部、项部、脊背部、腰骶部和下肢后侧的治疗点。

④端坐位：适宜选取颈肩部、上背部、上肢的进针点。对于颈椎病的治疗，该体位最为常用。年老体弱、初次治疗、恐惧扎针者要注意尽可能选择卧位治疗，不选用端坐位。

⑤俯伏坐位：适宜选取后枕部、上颈部的治疗点。

⑥坐位：适宜选取膝关节和下肢的治疗点。

体位的选择，大体如上所述，但在临床中需要灵活运用，不可拘泥。临床遇到以下情况则需要患者随时改变体位：①病痛随体位的不同而不同，如对于卧位时疼痛不明显而站立时明显的腰腿疼痛患者，站立位就是临床操作最合适的体位。②在一个区域内患肌众多时，可在一种体位处理患肌后，让患者更改体位，以利于其他患肌的处理。例如，颈部疾病多采取坐位，但坐位时颈后部肌肉不能很好地放松，可改为俯卧位继续治疗。③病痛在活动过程中加剧。这种情况，必须使病痛所在局部肢体保持活动状态，同时进针治疗，才能取得良好效果。

（4）消毒

①施术前的消毒：医生要有严格无菌的观念，切实做好消毒工作，避免发生医源性感染等事故。

②针具器械消毒：微型水针刀为一次性针具，使用前需检查包装是否存在破损。

③医生手指消毒：施术前，医生应先用肥皂水将手洗净，干后用75%乙醇或碘伏消毒双手，再戴医用手套、口罩、帽子，方可持针操作。

④针刺部位消毒：先用1.5%碘伏擦拭需要针刺的局部皮肤，再用75%乙醇棉球擦拭，擦拭时应从中点向外绕圈。皮肤消毒后，切忌再接触污物，以防再度污染。

⑤治疗室内消毒：治疗室应卫生洁净，定期消毒、净化，有良好的换气装置，以保持空气流通。

二、常用触诊法

医生在应用水针刀疗法时，首先要寻找治疗点，定点决定疗效，此为保证疗效的三大要素之一，只有定点准确才能有效地治疗疾病。水针刀疗法的触诊方法是动态触诊与静态按压相结合，即动痛点和静痛点有效结合才是真正的治疗点。常用的触诊法有以下几种。

1. **单指寻筋触诊法** 以单手拇指沿筋经区带由远端向近端进行按压、弹拨，寻找筋结点（图1-5）。本法用于诊断软组织筋结病变，如肩胛提肌损伤、菱形肌损伤、第3腰椎横突综合征等。

2. **三指寻筋触诊法** 以食指、中指和无名指三指腹尖按压膀胱经筋经区带，分别在棘突、横突、关节囊筋结点，由上向下按压、弹拨，寻找筋膜结节，上至隆凸筋结点，下至尾尖筋结点（图1-6）。本法主要用于诊断脊柱病变及脊柱相关疾病，如颈椎病、胸椎病、脊柱炎、腰椎病等。

3. **双手寻筋弹拨法** 一手拇指按压、弹拨，寻找筋结，另一手主动运动患者关节，沿筋经区带按压寻找筋结点，反复牵拉寻找紧张挛缩的肌群筋膜（图1-7）。本法用于四肢关节疾病的诊断。

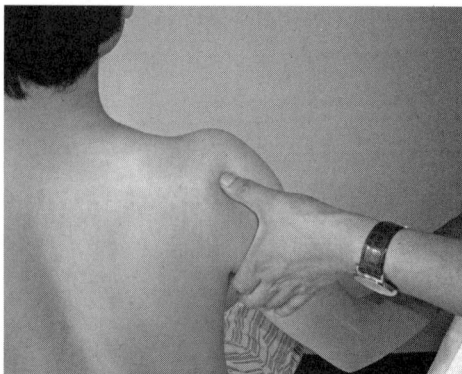

图1-5 单指寻筋触诊法

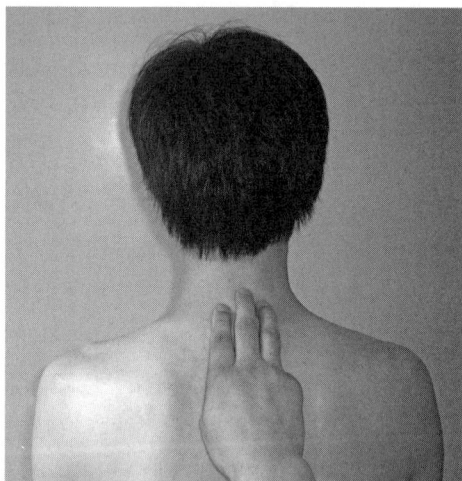

图1-6 三指寻筋触诊法

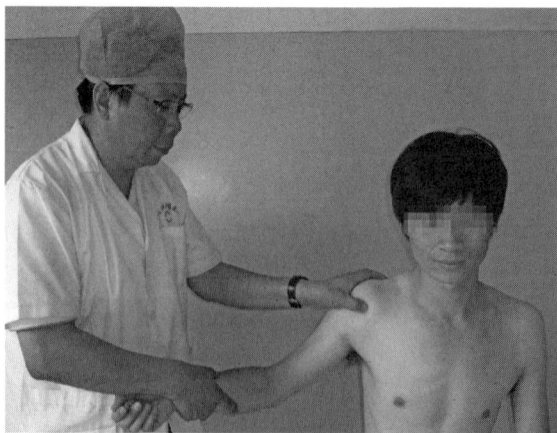

图1-7 双手寻筋弹拨法

三、常用持针法

水针刀疗法在临床应用过程中，针具不同、疾病不同，采取的持针方法也不同。

1. **执笔式持针法** 如执毛笔写字姿势持水针刀（图1-8）。拇指、食指紧捏针柄，中指为卡尺掌握针的深度，无名指和小指为杠杆力支点。本法多用于扁圆刃及马蹄形、樱枪形针具等。

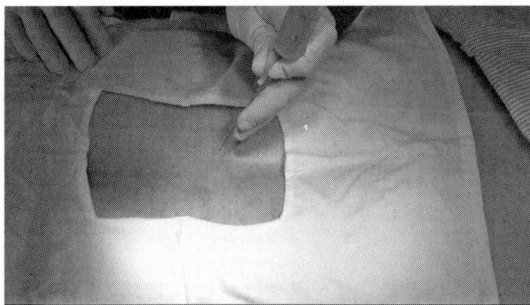

图1-8 执笔式持针法

2. **杠杆式持针法** 多用于鹰嘴形水针刀，用拇指、中指捏持针柄，食指卡压在针背末端，依靠手腕部力量快速弹压透皮进针（图1-9）。本法主要用于治疗四肢末端病变，如屈指肌腱鞘炎；浅层软组织损伤时一般也用本法持针。

3. **掌握式持针法** 多用于巨型筋骨针或埋线水针刀，用四指及拇指握式持针柄，依靠腕部力量快速弹压透皮进针（图1-10）。本法主要用于治疗脊柱相关疾病、骨伤疑难病症，如颈源性哮喘或强直性脊柱炎等。

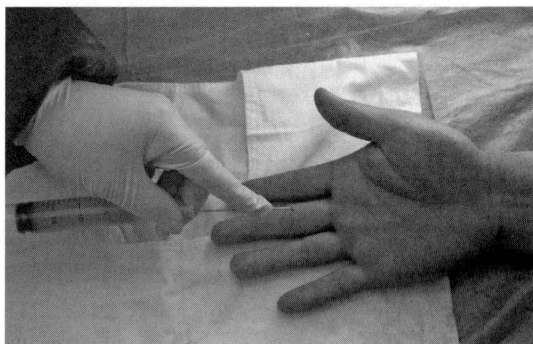

图1-9 杠杆式持针法

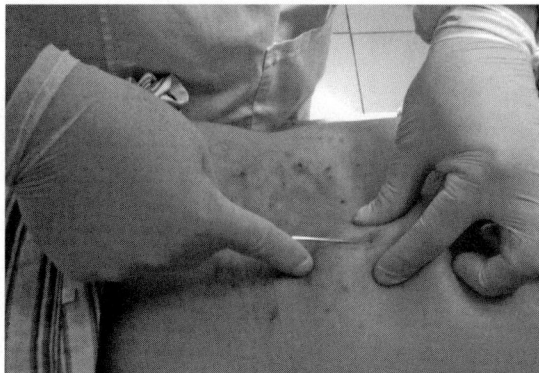

图1-10 掌握式持针法

第七节　水针刀疗法常用的八大针法

吴汉卿教授团队经过 30 多年的潜心研究，将中医针法与西医针法融为一体，创立了水针刀疗法临床常用的八大针法。

一、筋膜扇形松筋法

筋膜扇形松筋法传承于传统针法的青龙摆尾针法，主要用于治疗软组织损伤疾病。临床应用时可选用扁圆刃水针刀，在胸背部结节处斜刺进针，达筋膜层后，行扇形松筋法（图 1-11）。

二、筋膜弹拨松筋法

筋膜弹拨松筋法传承于传统针法的苍龟探穴针法，并结合青龙摆尾针法。临床选用扁圆刃水针刀，在筋膜结节点及筋膜间室高压点快速纵向进针，达肌筋膜层，行纵横弹拨分离（图 1-12）。

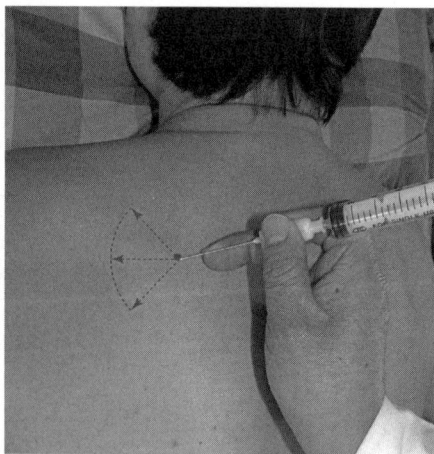

图 1-11　筋膜扇形松筋法　　　　图 1-12　筋膜弹拨松筋法

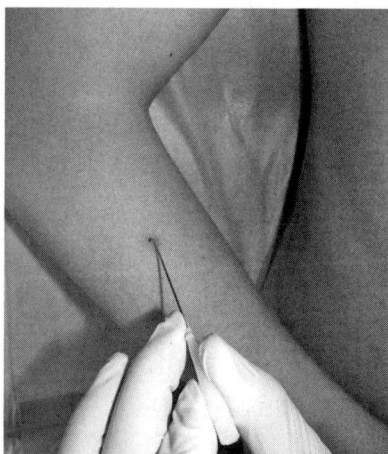

三、筋膜弹割松筋法

筋膜弹割松筋法用于治疗四肢末端病变及胸腹部软组织损伤，如屈指肌腱鞘炎、类风湿关节炎等。临床选用鹰嘴形水针刀，进入腱鞘，快速弹割松解筋结腱鞘（图 1-13）。

四、一点三针松筋法

一点三针松筋法是选取樱枪形水针刀，采用一点三针法进针入路，进入囊腔后回抽滑液，注射磁化松解液，然后向三维方向通透分离（图 1-14）。本法临床主要用于治疗滑囊炎、滑膜炎及滑膜积液等。

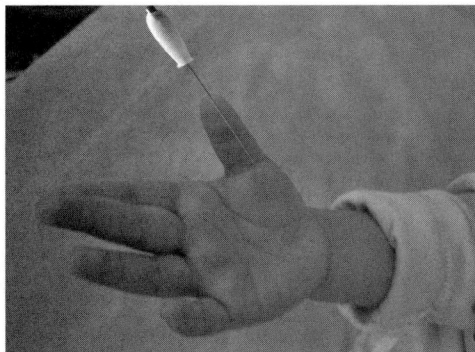

图 1-13 筋膜弹割松筋法

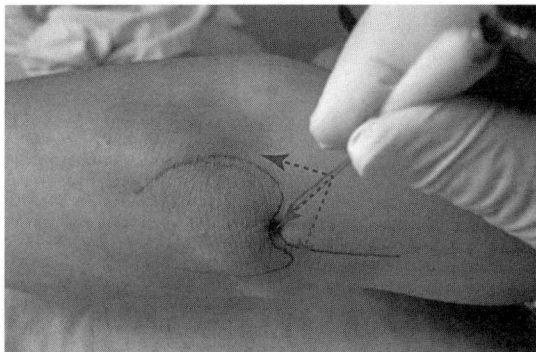

图 1-14 一点三针松筋法

五、末端筋膜叩刺法

末端筋膜叩刺法是选取微型小号水针刀，于四肢末端筋膜间隙和指节末端的筋膜点，快速叩刺 3 ～ 6 针，以松解末端筋膜间隙（图 1-15），或者捻转叩刺放血，以治疗肢体疼痛、麻木。对于慢性单纯麻木者可以仅微叩浅刺不放血，以调整末梢神经功能。

六、筋孔旋转松筋法

筋孔旋转松筋法传承于传统针法的白虎摇头针法。临床选用勺状水针刀，在颈椎或腰椎椎间孔外口、筋结孔、骶后孔等神经根出口处，沿神经根周围进行旋转分离（图 1-16）。

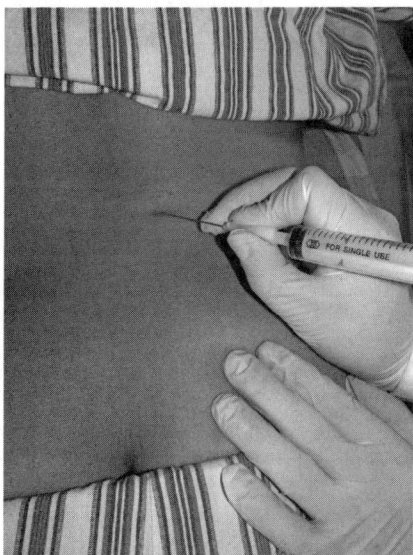

图 1-15 末端筋膜叩刺法

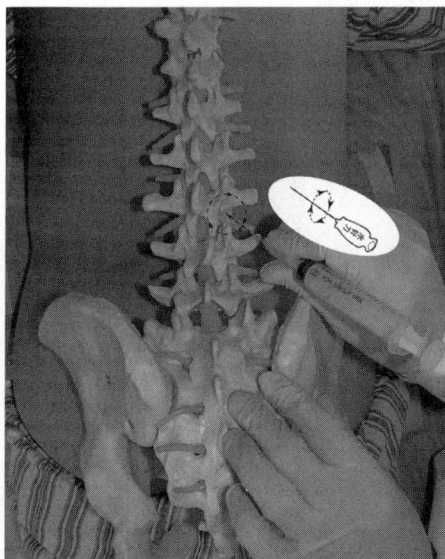

图 1-16 筋孔旋转松筋法

七、骨膜扇形松筋法

骨膜扇形松筋法是选取扁圆刃水针刀或巨型筋骨针，在骨质增生部位、肌腱牵张点、筋膜结节粘连部位，快速斜行进针达筋膜层，进行扇形分离，松解硬化的筋膜结节（图 1-17）。本法主要用于治疗增生退变性疾病。

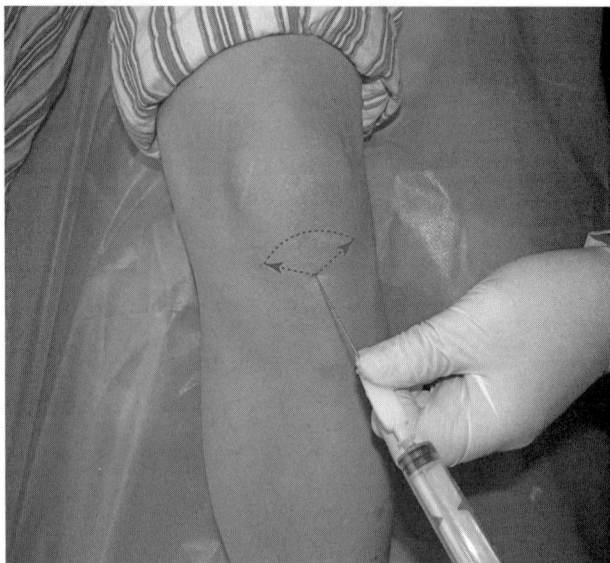

图 1-17 骨膜扇形松筋法

八、骨膜交叉叩刺法

骨膜交叉叩刺法传承于传统的刺络疗法，根据中医学上病下治、左病右治的理论，选取小号樱枪型水针刀，在病变关节的交叉对应关节部位，左手对应右足，右手对应左足，快速进针，达骨膜层，进行快速叩刺，每分钟 80～100 次（图 1-18）。本法主要用于治疗类风湿关节炎或顽固性关节疼痛等疾病。

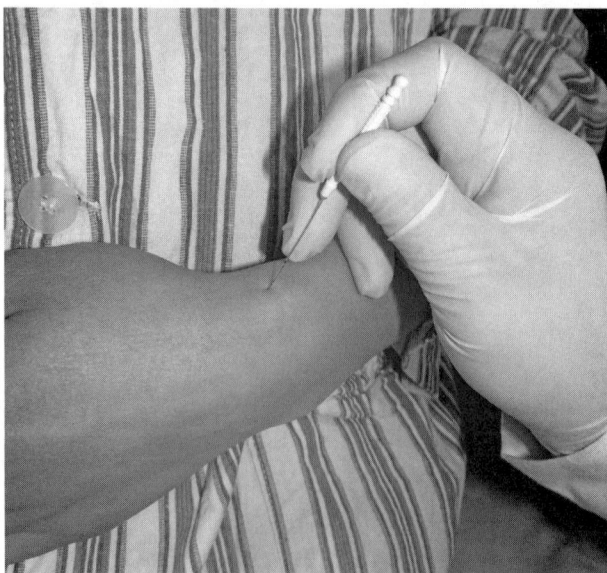

图 1-18 骨膜交叉叩刺法

第二章　水针刀疗法创新理论依据

第一节　吴氏人体肌筋膜立体三角平衡原理学说

20世纪90年代初，吴汉卿教授在临床中结合人体软组织解剖学、生物力学及病理学理论，总结出"人体软组织立体三角平衡原理学说"。

中国古代的建筑结构，其平衡稳定是通过生物力学的特点来维持的（图2-1）。人体动静态的平衡，是依靠骨骼框架稳定的系统——肌筋膜等维持的，这些肌筋膜形成许多软组织立体三角区（图2-2）。因此人体骨骼框架的稳定依赖于软组织立体三角区的生物力学平衡。

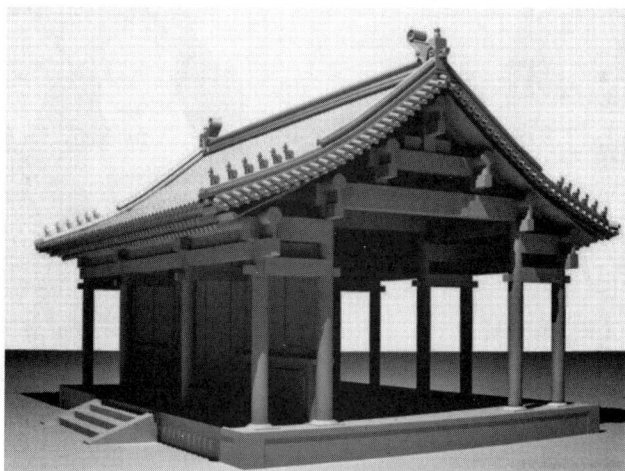

图2-1　古建筑三角区图

人体的头颈部、肩部、肘腕部、胸背部、胸腹部、腰骶部、臀髋部、膝踝部等关节部位，由筋膜、肌腱、韧带相互交叉构成了许多筋膜立体三角区，如枕下三角区、颈旁三角区、颈前三角区、肩胛上三角区、肩胛三角区、胸背三角区、腰肋三角区、腰骶三角区、骶髂三角区、髋臀三角区等。这些三角区的三个角，既是生物力学应力点、病理学损伤点、筋膜结节点，也是水针刀疗法的治疗点。基于此，吴汉卿教授创立了颈三针、肩三针、腰三针等治疗方法。

三角区的平衡一旦失调，即可引起临床症状。如因产伤引起的先天性肌性斜颈，就是典型的胸锁乳突肌损伤，导致三角区力学失衡所出现的疾病。

水针刀疗法治疗点的选择，是临床取得疗效的关键。吴汉卿教授根据人体生物力学、生物病理学原理，三点决定一个平面、三点决定一个三角区，以及人体骨骼系统的稳定依靠软组织中肌腱、筋膜、韧带的固定，来维系人体骨骼框架平衡稳定的原理，总结出软组织立体三角定位法。如对骨关节病变的治疗，吴汉卿教授根据人体软组织立体三角

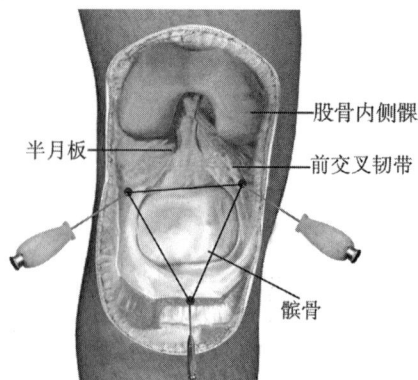

图 2-2　人体立体三角区图

平衡学原理学说，采用筋骨三针疗法及水针刀疗法在骨关节周围选择治疗点，一般在关节周围进行三针定位（图 2-3）。

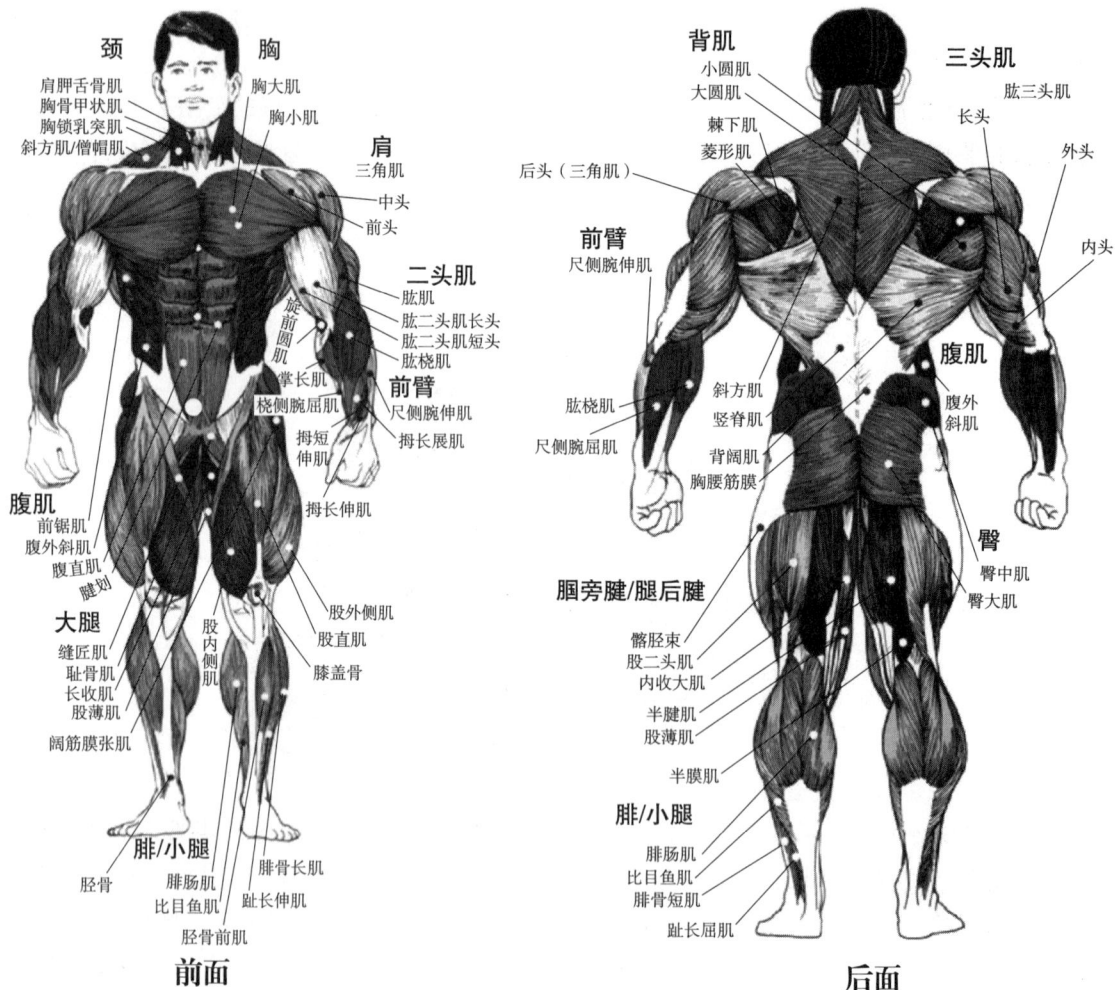

颈
肩胛舌骨肌
胸骨甲状肌
胸锁乳突肌
斜方肌/僧帽肌

胸
胸大肌
胸小肌

肩
三角肌
中头
前头

二头肌
肱肌
肱二头肌长头
肱二头肌短头
肱桡肌

前臂
旋前圆肌
掌长肌
桡侧腕屈肌
尺侧腕伸肌
拇短伸肌
拇长展肌
拇长伸肌

腹肌
前锯肌
腹外斜肌
腹直肌
腱划

大腿
缝匠肌
耻骨肌
长收肌
股薄肌
阔筋膜张肌
股内侧肌
股直肌
膝盖骨
股外侧肌

腓/小腿
胫骨
腓肠肌
比目鱼肌
胫骨前肌
腓骨长肌
趾长伸肌

前面

背肌
小圆肌
大圆肌
棘下肌
菱形肌

三头肌
肱三头肌
长头
外头
内头

前臂
尺侧腕伸肌
肱桡肌
尺侧腕屈肌

腹肌
腹外斜肌

后头（三角肌）
斜方肌
竖脊肌
背阔肌
胸腰筋膜

臀
臀中肌
臀大肌

腘旁腱/腿后腱
髂胫束
股二头肌
内收大肌
半腱肌
股薄肌
半膜肌

腓/小腿
腓肠肌
比目鱼肌
腓骨短肌
趾长屈肌

后面

图 2-3　人体各部位肌群

人体软组织筋膜立体三角区，又构成了规律性立体致痛区。这些致痛区主要分布在人体的颈部、肩部、腰骶部、胸背部、臀部、髋部、足底部，以及四肢关节等处。

第二节　人体筋膜立体三角区

一、颈部立体三角区

颈部生理特点：颈椎骨骼小，解剖结构复杂，肌肉纵横交叉，神经牵涉广泛，承受压力较大。颈部活动度大，各种软组织构成的三角区较多，因此损伤的筋结点较广，水针疗法的治疗点分布得也较普遍。

1. **颈后部筋膜立体三角区**　浅层三角区主要由项部浅深筋膜及斜方肌构成，其生物力学应力点在枕外隆凸筋结点与肩胛冈上中外筋结点；中层三角区主要由头夹肌构成，其生物力学应力点在双侧颞骨乳突筋结点与第 7 颈椎棘突筋结点；深层三角区主要由椎枕肌、头后大直肌、头上斜肌与头下斜肌构成，其生物力学应力点主要在第 1 颈椎横突筋结点、枕腱弓筋结点和第 2 颈椎棘突筋结点。这些肌肉和筋膜构成的三角区维持着人体颈后部的动静态平衡，其筋结点既是病理学损伤点，也是水针刀疗法的治疗点（图 2-4 至图 2-7）。

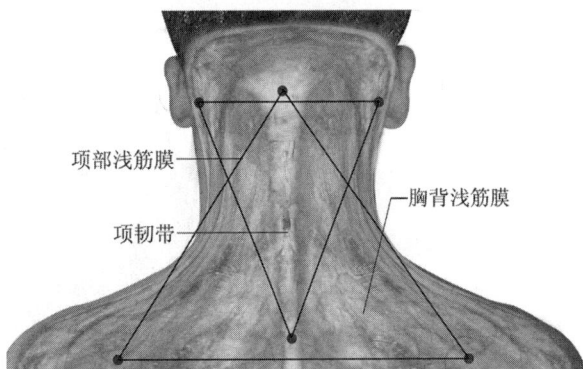

图 2-4　项筋膜三角区

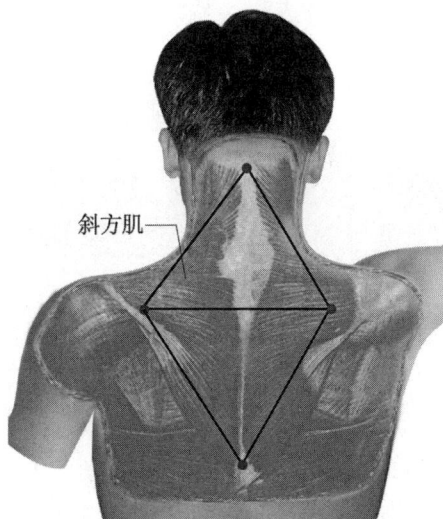

图 2-5　颈部斜方肌及椎枕肌三角区

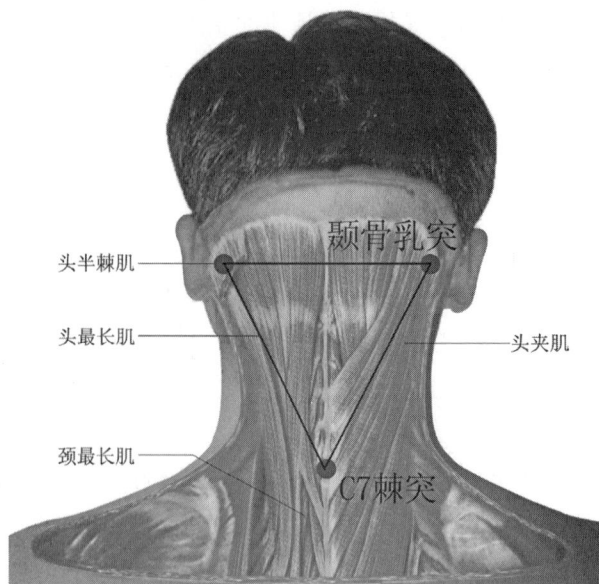

图 2-6　头夹肌三角区

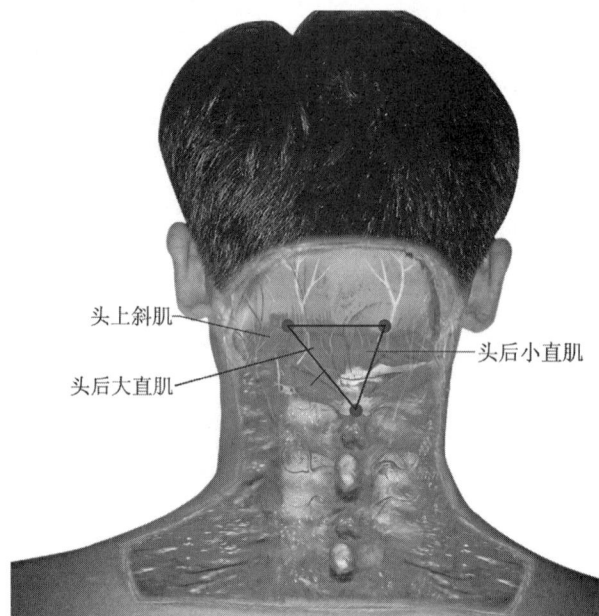

图 2-7　椎枕肌三角区

2. 颈前部筋膜立体三角区　颈前筋膜立体三角区：主要由颈前部浅深筋膜及胸锁乳突肌构成。舌骨上三角区，主要由颏舌肌、二腹肌构成；舌骨下三角区，主要由胸骨舌骨肌、甲状舌骨肌构成；深层三角区，主要由颈前直肌、颈前侧肌构成。这些肌肉和筋膜构成的三角区维持着人体颈前部的动静态平衡，其生物力学应力点与病理学损伤点主要在喉结节筋结点与双侧胸锁关节筋结点，也是水针刀疗法的治疗点（图 2-8，图 2-9）。

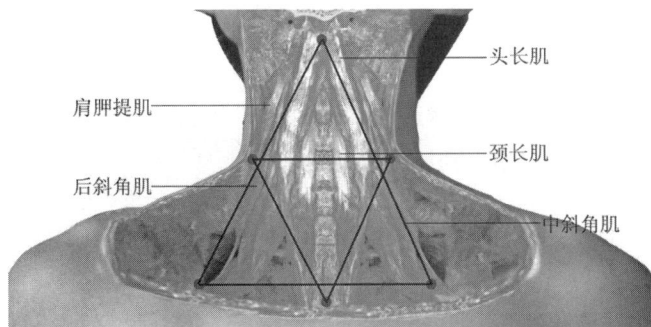

图 2-8 颈前方深层三角区

肩胛提肌
后斜角肌

头长肌
颈长肌
中斜角肌

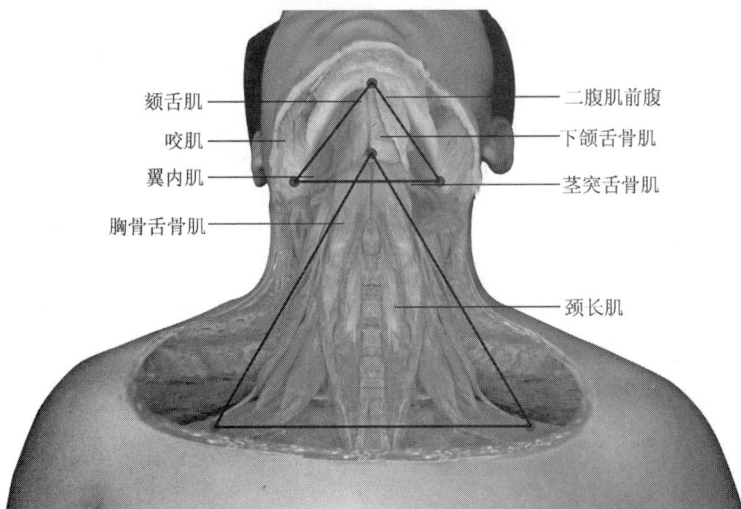

图 2-9 颈前方深层颈长肌筋膜立体三角区

颏舌肌
咬肌
翼内肌
胸骨舌骨肌

二腹肌前腹
下颌舌骨肌
茎突舌骨肌
颈长肌

3. 颈侧方筋膜立体三角区

浅层三角区主要由颈侧部浅深筋膜、斜方肌前缘、胸锁乳突肌后缘与肩胛舌骨肌构成，深层三角区主要由前斜角肌、中斜角肌、后斜角肌构成。这些肌肉和筋膜构成的三角区维持着人体颈部侧方的动静态平衡，其生物力学应力点与病理学损伤点主要在颞骨乳突筋结点、胸锁关节筋结点与肩峰端筋结点，也是水针刀疗法的治疗点（图 2-10）。

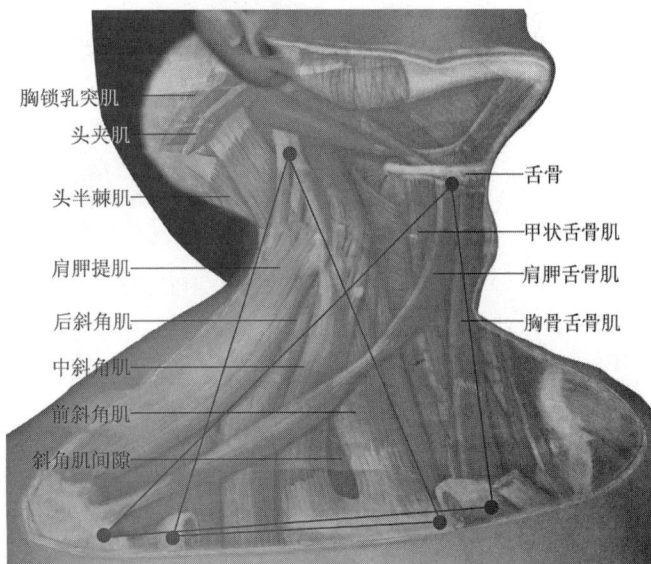

胸锁乳突肌
头夹肌
头半棘肌
肩胛提肌
后斜角肌
中斜角肌
前斜角肌
斜角肌间隙

舌骨
甲状舌骨肌
肩胛舌骨肌
胸骨舌骨肌

图 2-10 颈侧方筋膜立体三角区深层

二、肩部筋膜立体三角区

肩部筋膜立体三角区主要由浅深筋膜和肌肉构成。浅层三角区，主要由三角肌构成，其生物力学应力点为外侧方三角肌粗隆、前方小结节与肩峰端；深层三角区分为肩前和肩后，肩前三角区主要由肱二头肌、喙肱肌构成，肩后三角区主要由肱三头肌、大圆肌、小圆肌、冈上肌及冈下肌构成，其生物力学应力点为前方的喙突骨筋结点、外侧方大结节筋结点、后方的盂下结节筋结点。这些筋结点既是病理学损伤点，也是水针刀疗法的治疗点（图 2-11）。

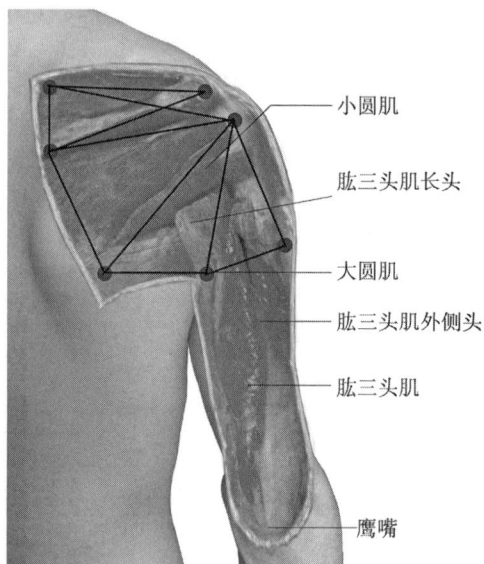

图 2-11　肩部筋膜立体三角区

三、肘部筋膜立体三角区

肘部肌筋膜立体三角区主要由浅深筋膜和肌肉构成，其生物力学应力点及病理损伤点主要在肱骨外上髁筋结点、肱骨内上髁筋结点和后方的尺骨鹰嘴筋结点。肱骨内上髁是前臂屈肌腱的起点，肱骨外上髁则是前臂伸肌腱的起点。这些筋结点既是病理学损伤点，也是水针刀疗法的治疗点（图 2-12）。

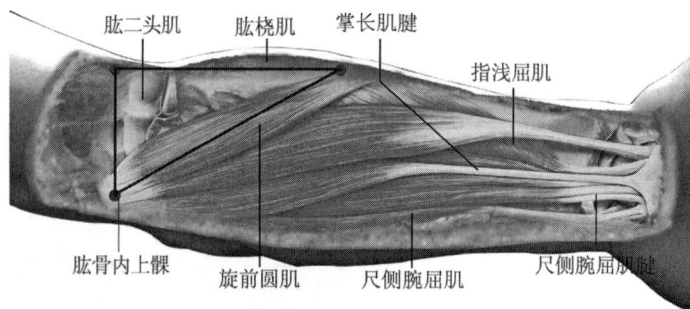

图 2-12　肘部筋膜立体三角区

四、手掌部筋膜立体三角区

手掌部筋膜立体三角区分为浅深两层，浅层主要由掌腱膜构成，深层主要由大小鱼际构成。其生物力学应力点主要在掌长肌腱筋结点与腕横纹交叉筋结点（大陵次）、拇指掌指关节中筋结点与小指掌指关节中筋结点。这些筋结点既是病理学损伤点，也是水针刀疗法的治疗点（图 2-13）。

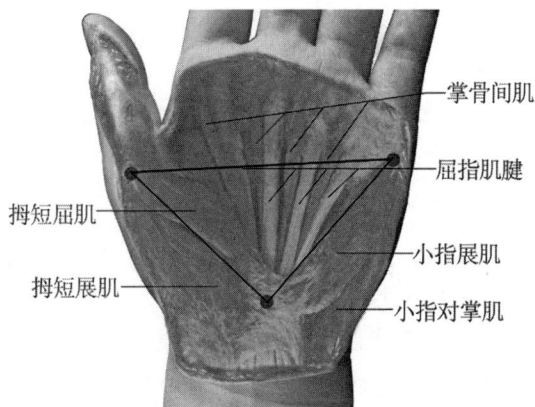

图 2-13 手掌部筋膜立体三角区

五、胸背部筋膜立体三角区

胸背部筋膜立体三角区包括由双侧肩胛冈外上筋结点与第11胸椎棘突筋结点构成的三角区，以及由双侧游离肋尖筋结点与第11胸椎棘突筋结点构成的三角区。这些筋结点既是病理学损伤点，也是水针刀疗法的治疗点（图 2-14）。

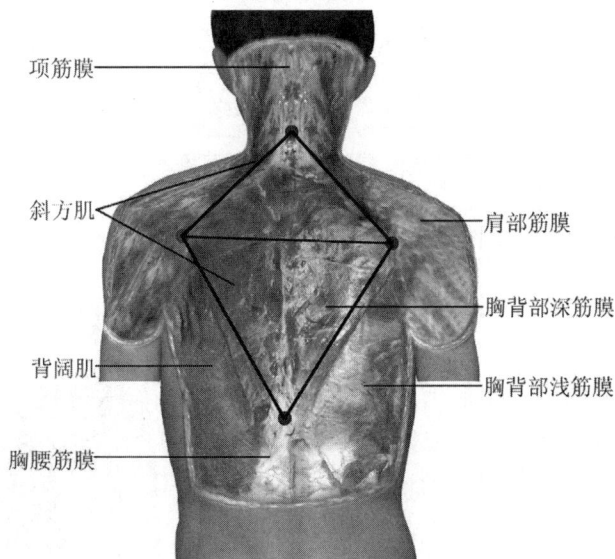

图 2-14 胸背部筋膜立体三角区

六、胸部筋膜立体三角区

胸部筋膜立体三角区：由胸前浅深筋膜与胸大肌构成左右两个三角区。其生物力学应力点主要在胸大肌附着点、胸骨柄上缘及剑突根部，既是病理学损伤点，也是水针刀疗法的治疗点。

七、腹部筋膜立体三角区

腹部筋膜立体三角区：主要由浅深筋膜与腹外斜肌构成左右两个三角区。其生物力学应力点主要在髂前上棘筋结点、双侧肋弓筋结点与耻骨结节筋结点。这些筋结点既是病理学损伤点，也是水针刀疗法的治疗点。

八、腰骶部筋膜立体三角区

腰骶部筋膜立体三角区：主要由骶髂筋膜构成。其生物力学应力点主要在双侧髂嵴上筋结点与尾椎筋结点。这些筋结点既是病理学损伤点，也是水针刀疗法的治疗点（图2-15）。

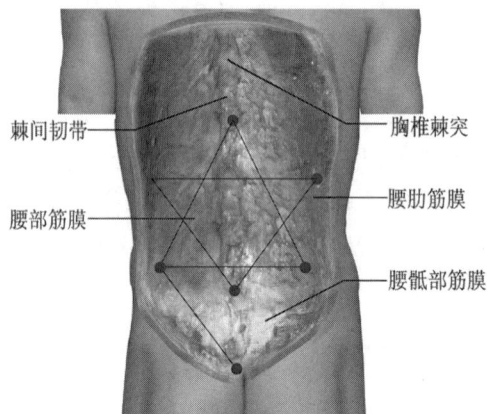

棘间韧带　胸椎棘突
腰部筋膜　腰肋筋膜
腰骶部筋膜

图2-15　腰骶部筋膜立体三角区

九、臀部筋膜立体三角区

臀部筋膜立体三角区：主要由臀部浅深筋膜与臀大肌构成。其生物力学应力点主要在髂嵴上筋结点、髂后上棘筋结点与髂粗隆筋结点。这些筋结点既是病理学损伤点，也是水针刀疗法的治疗点（图2-16）。

十、髋部筋膜立体三角区

髋部筋膜立体三角区：主要由浅深筋膜及部分肌肉构成。股三角外侧方主

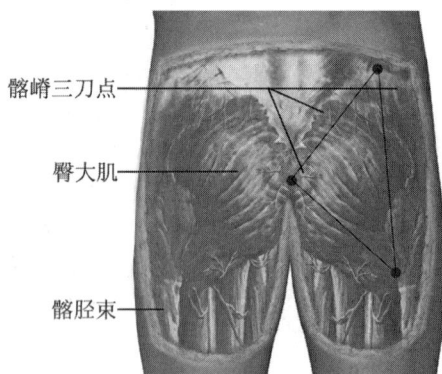

髂嵴三刀点
臀大肌
髂胫束

图2-16　臀部筋膜立体三角区

要有髂前上棘阔筋膜张肌、缝匠肌，上方主要有腹股沟韧带，内侧方主要有内收肌群，包括长收肌、大收肌。其生物力学应力点主要在髂前上棘筋结点、耻骨结节筋结点及股骨内上筋结点。深层三角区主要由髂腰肌的止点小转子与股骨内下端构成（图2-17）。这些筋结点既是病理学损伤点，也是水针刀疗法的治疗点。

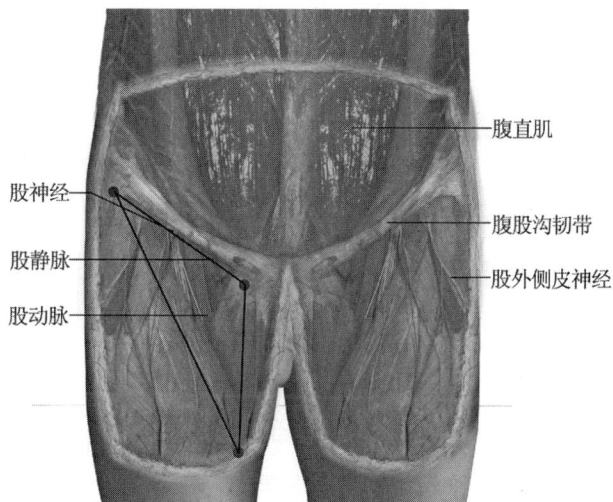

图 2-17　股前三角区

十一、膝关节筋膜立体三角区

膝关节筋膜立体三角区：主要由浅深筋膜与股四头肌构成。其生物力学应力点主要在髌骨内外侧副韧带筋结点与髌韧带附着筋结点，即钟表定位法的 3 点、6 点、9 点。这些筋结点既是病理学损伤点，也是水针刀疗法的治疗点（图 2-18）。

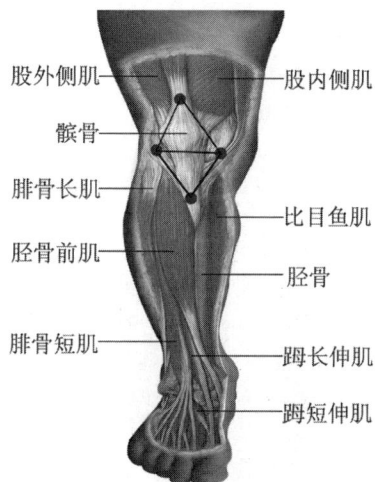

图 2-18　膝关节筋膜立体三角区

十二、踝关节筋膜立体三角区

踝关节筋膜立体三角区：主要由浅深筋膜、跟后结节的跟腱、内踝前下方分裂韧带及外踝后下关节囊构成。其生物力学应力点主要在内踝前下筋结点、外踝后下筋结点、跟后筋结点。这些筋结点既是病理学损伤点，也是水针刀疗法的治疗点（图 2-19）。

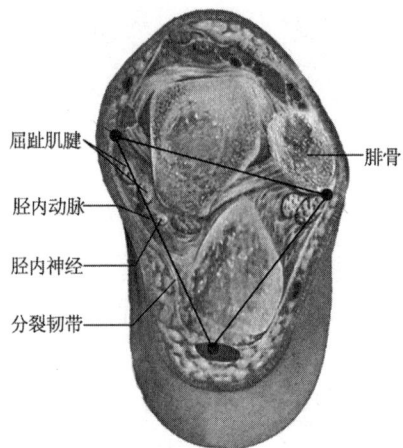

图 2-19 踝关节筋膜立体三角区

十三、足底部筋膜立体三角区

足底部筋膜立体三角区：主要由跖长韧带及跖筋膜构成。其主要生物力学应力点位于跟底筋结点、第 1 跖趾关节筋结点与第 5 跖趾关节筋结点。这些筋结点既是病理学损伤点，也是水针刀疗法的治疗点（图 2-20）。

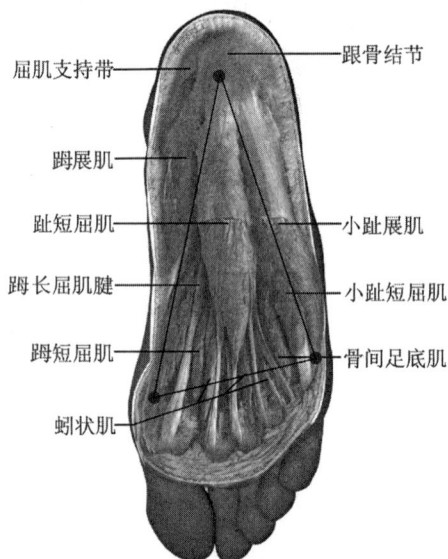

图 2-20 足底部筋膜立体三角区

第三章　经筋学说

第一节　中医经筋学说

中医经筋学说源于《灵枢》，传统的中医经筋指的是十二经筋。十二经筋是十二经脉之气结于肌腱、筋膜交会的区带线，重要的腧穴次为经筋交会点或关节周围骨突的筋结点体系，是十二经脉外周连属部分。其功能活动有赖于经络气血的濡养，并受十二经脉调节。经筋的作用主要是牵动关节进行屈伸活动，约束稳定骨骼，以保持人体正常的运动功能。

一、手太阳经筋

手太阳经筋，起于小指之上，结于腕背，向上沿前臂内侧缘，结于肘内锐骨（肱骨内上髁）的后面，进入并结于腋下。其分支向后循腋后侧缘，向上绕肩胛，沿颈旁出走足太阳经筋的前方，结于耳后乳突；分支进入耳中。其直行者，出耳上，向下结于下颌，上方连属目外眦。另有一条支筋从下颌部分出，经下颌角部，沿耳前，连属目外眦，上额，结于额角。

二、手少阳经筋

手少阳经筋，起于无名指末端，结于腕背，向上沿前臂结于肘部，上绕上臂外侧缘，上肩，走向颈部，合于手太阳经筋。其分支从下颌角处进入，联系舌根。另一分支从下颌角上行，沿耳前，连属目外眦，上额，结于额角。

三、手阳明经筋

手阳明经筋，起于食指末端，结于腕背，向上沿前臂外侧，结于肩髃。其分支，绕肩胛，夹脊旁。其直行者，从肩髃部上颈。另一分支上面颊，结于鼻旁。其直行者，上出手太阳经筋的前方，上额角，络头部，向下走向对侧下颌。

四、手太阴经筋

手太阴经筋，起于大拇指上，结于鱼际后，行于寸口动脉外侧，上沿前臂，结于肘中，再向上沿上臂内侧，进入腋下，出缺盆，结于肩髃前方，上行结于缺盆，下行结于胸里，分散通过膈部，到达季胁。

五、手厥阴经筋

手厥阴经筋，起于中指，与手太阴经筋并行，结于肘内侧，向上经上臂内侧，结于腋下，向下散布于胁的前后。其分支进入腋内，散布于胸中，结于膈。

六、手少阴经筋

手少阴经筋，起于小指内侧，结于腕后锐骨（豆骨），向上结于肘内侧，再向上进入腋内，交手太阴经筋，行于乳里，结于胸中，沿膈向下，系于脐部。

七、足太阳经筋

足太阳经筋，起于足小趾，上结于踝，斜向上结于膝，下循足外踝，结于踵，上循跟部，结于腘。其别者，结于腨（小腿肚）外，上腘中内廉，与腘中另一支合并上结于臀，向上夹脊，上项。其支者，别入结于舌本。其直行者，结于枕骨，上头下颜面，结于鼻。其支者，为目上网，下结于鼻旁。其支者，从腋后外廉，结于肩髃。其支者，入腋下，上出缺盆，上结于完骨。

八、足少阳经筋

足少阳经筋，起于足第4趾，向上结于外踝，沿胫外侧缘上行，结于膝外侧。其分支起于腓骨部，向上走大腿外侧，于前面结于伏兔，于后面结于骶部。其直行者，经季胁，上走腋前缘，系于胸侧和乳部，结于缺盆。其直行者，上出腋部，通过缺盆，行于足太阳经筋的前方，沿耳后，上额角，交会于头顶，向下走向下颌，上结于鼻旁。其分支结于目外眦，成"外维"。

九、足阳明经筋

足阳明经筋，起于足第2～4趾，结于足背，斜向外上盖于腓骨，上结于膝外侧，直上结于髀枢（大转子部），向上沿胁肋，连属脊椎。其直行者，沿胫骨上行，结于膝部。其分支结于腓骨部，并合足少阳经筋。其直行者，沿伏兔向上，结于股骨前，聚集于阴部，向上分布于腹部，结于缺盆，上颈部，夹口旁，会合于鼻旁，上方合于足太阳经筋——太阳为"目上网"（下睑）。其中分支从面颊分出，结于耳前。

十、足太阴经筋

足太阴经筋，起于足大趾内侧端，向上结于内踝。其直行者，络于膝内辅骨（胫骨内侧髁），向上沿大腿内侧，结于股骨前，聚集于阴部，上腹部，结于脐，沿腹内，结于肋骨，散布于胸中。其在里者，附着于脊椎。

十一、足少阴经筋

足少阴经筋，起于足小趾下面，同足太阳经筋共同斜行于内踝下方，结于足跟，与足太阳经筋会合，向上结于胫骨内踝下，同足太阴经筋一起上行，沿大腿内侧，结于阴部，沿脊里，夹膂，上行至项，结于枕骨，与足太阳经筋会合。

十二、足厥阴经筋

足厥阴经筋，起于足大趾上面，向上结于内踝之前，沿胫骨向上结于胫骨内侧髁之上，沿大腿内侧上行，结于阴部，联络各经筋。

第二节　吴氏十四经筋三关定位法诊疗体系

吴汉卿教授在临床中刻苦钻研，结合经筋解剖特点，总结出"十四经筋区带三关定位法诊疗体系"。他根据《灵枢》相关理论，提出"粗守关，上守形，神守机"。"关"是指医生临证首先要确定针刺的关键部位，在骨筋伤疾病中即指关节部位；"上守形"，指针刺时要在有形筋结处行针；"神守机"，指针刺时要在人体关节处进针，调节经脉气机。吴氏中医针法第二代传承人吴全祥先生曾撰写《太极龙关针法》，书中有"关为经之阻，骨突筋之结，结为痛之根"之说，即人体关节为经脉阻滞的部位，骨突是经筋与筋结的聚集部位，筋结则是疼痛的根源。吴汉卿教授认为，人体的经筋由肌筋膜区带构成，结于关节骨突动静交点上，每个关节的骨突都是三点对应的，经筋附着于关节骨突所形成的筋结点，既是生物力学中的受力点，也是病理学中的损伤点和治疗学中的进针点。

吴汉卿教授经过30多年的理论与临床研究总结，将传统中医十二经筋学说与现代软组织的解剖学、生物学、病理学理论相结合，补充任脉经筋和督脉经筋两个系统，创立"十四经筋肌筋膜区带学说"，并提出了经筋学说的新观点，即"经筋走行，结于骨峰；骨突侧方，血管神经；关节骨突，三点相应；筋膜结节，软伤疼痛；针法松解，筋结为宗"。

手三阳经筋动力区带，是手背部伸指肌腱及筋膜所构成的3条动力区带；手三阴经筋动力区带，是手掌部屈指肌腱及筋膜所构成的3条动力区带。手三阳与手三阴经筋肌筋膜区带维持人体上肢的屈伸活动。足三阳经筋动力区带，是足背部及下肢后外侧伸趾肌腱及筋膜所构成的3条动力区带；足三阴经筋动力区带，是足掌部及下肢内侧屈趾肌腱及筋膜所构成的3条动力区带。足三阳与足三阴经筋肌筋膜区带维持人体的下肢屈伸活动及传导功能。任脉肌筋膜区带，是位于胸腹前方的动力区带，维系胸腹部正常的功能活动，调节人体内脏功能；督脉肌筋膜区带，是位于脊背部的动力区带，由脊背部的韧带、筋膜构成，维系着人体脊背部的动静态平衡及传导功能。因此，手足三阳经筋区带、手足三阴经筋区带，以及任、督肌筋膜动力区带，共同构成了人体的"十四经筋肌筋膜动力区带"。

一、督脉经筋区带与筋结点

督脉经筋区带，起于会阴处经筋交会点（会阴次），结于尾尖筋结点（穷尾次），沿骶尾韧带筋膜区带上行经过第 4 骶骨嵴筋结点（凤凰台次），结于腰骶筋膜韧带动静交点第 5 腰椎棘上筋结点（腰阳关次），沿脊中棘上韧带上经过第 2 腰椎夹脊筋结点（命门次），结于胸腰动静交点第 11 胸椎棘下夹脊筋结点（脊中次），上行经过第 11 胸椎棘下夹脊筋结点（筋缩次），结于第 6 胸椎棘下筋结点（灵台次），上行经过第 3 胸椎棘下夹脊筋结点（身柱次），结于颈胸筋膜动静交会点第 7 颈椎棘突筋结点（顶椎次），沿项韧带肌筋膜链上行经过第 4 颈椎棘突筋结点（颈中次），结于第 2 颈椎棘突夹脊筋结点（哑门次），上结颈枕动静交点隆凸下筋结点，经顶后筋结点（后顶次），上行至颠顶经筋百脉交会处（百会次），经前额筋膜交会点（额中次），行至鼻尖筋结点（素髎次），终结于任督脉经筋交会点（龈交次）。

二、任脉经筋区带与筋结点

任脉经筋区带，起于会阴筋膜区经筋交会点（会阴次），结于耻骨筋结点（曲骨次），沿腹直肌筋膜区带上行经筋交会点（关元次），结于腹直肌筋结点（神阙次），上行经过经筋交会点（中脘次），结于胸腹筋膜动静交会筋结点（鸠尾次），经过胸前筋膜交会点（膻中次），达颈胸筋膜动静交会筋结点（天突次），经颈前咽喉筋结点（廉泉次），上行结于下颌筋结点，终结于筋结点（承浆次）。

三、手部腕背三阳关经筋区带与筋结点

1. 手阳明经筋区带　手阳明经筋区带，起于食指桡侧末端筋结点（商阳次），行经第 2 掌骨中点筋结点（间谷次），结于桡骨茎突后侧筋结点的桡阳关，沿前臂外侧经筋区带交会点（手三里次），上行于经筋交会点（曲池次），结于外上髁筋结点，上结于肩峰端筋结点，行经冈上中外筋结点，交于第 7 颈椎棘突筋结点（顶椎次），上行于颈旁筋膜区带，结于下颌角筋结点，行经面颊筋膜区，终结于鼻旁筋结点（迎香次）。

2. 手少阳经筋区带　手少阳经筋区带，起于无名指末端尺侧筋结点（关冲次），经第 4、第 5 掌骨背侧经筋交会点（中渚次），结于桡背骨突筋结点的中阳关（外关次），上行前臂经三阳络次，结于尺骨鹰嘴筋结点（肘尖次），行经上臂外侧肱骨大结节筋结点，结于冈上中外筋结点，走向颈旁筋膜区经筋交会点（天髎次），经下颌经筋交会点（翳风次），结于乳突筋结点（完骨次），联系舌根；另一支从下颌角筋结点，沿耳前筋膜区筋结点（目外眦次）上行，终结于额角筋结点（丝竹空次）。

3. **手太阳经筋区带**　手太阳经筋区带，起于小指末端尺侧筋结点（少泽次），经小指掌指关节肌筋膜区带经筋交会点（后溪次），结于尺骨茎突筋结点（尺阳关次），上行前臂内侧结于肱骨内上髁筋结点（小海次），行腋下结于盂下结节筋结点，其分支向后，行经腋后侧缘大圆肌与肱三头肌长头经筋区带经筋交会点（肩贞次），向内下络于肩胛筋结点（天宗次），沿颈旁经筋区带上行，结于颞乳突筋结点（完骨次）；分支向上联属目外眦，结于额角筋膜区。

四、手部腕前三阴关经筋区带与筋结点

1. **手太阴经筋区带**　手太阴经筋区带，起于拇指桡侧末端筋结点（少商次），经鱼际后经筋交会点（鱼际次），结于桡骨茎突筋结点——桡阴关（太渊次），行经前臂桡腕屈肌筋膜经筋交会点（孔最次），结于肘中经筋交会点（尺泽次），沿上臂肱二头肌筋膜，结于喙突筋结点，络云门次，至中府次，下结于胸胁筋膜区。

2. **手厥阴经筋区带**　手厥阴经筋区带，起于中指末端筋结点（中冲次），结于腕掌筋结点（大陵次），沿掌长肌腱筋膜链上行，经腕前经筋交会点——中阴关（内关次），结于肘前经筋交会点（曲泽次），沿肱二头肌筋膜链上行，经小结节嵴筋结点（举肩次），结于胸前经筋交会点（天池次），向下分布于胁肋筋膜区。

3. **手少阴经筋区带**　手少阴经筋区带，起于小指桡侧末端筋结点（少冲次），结于尺骨茎突经筋交会点——尺阴关（神门次），沿尺腕屈肌筋膜链上行，结于肱骨内上髁前筋结点（少海次），沿三头肌前缘肌筋膜链上行，终结于腋窝经筋交会点（极泉次）。

五、足部外踝三阳关经筋区带与筋结点

1. **足太阳经筋区带**　足太阳经筋区带，起于足小趾外侧末端筋结点（至阴次），经第5跖趾关节筋结点（束骨次），上行于外踝后侧筋结点（昆仑次），沿小腿三头肌筋膜区带上行，结于腓肠肌筋结点（承山次），沿小腿后外侧经筋交会点（合阳次），交于腘窝经筋交会处（委中次），沿腘绳肌群肌筋膜链上行，经大腿后侧经筋交会点（殷门次），结于坐骨结节筋结点，经臀部经筋交会点（环跳次），上行于经筋交会点（秩边次），内行至白环俞次，上经骶髂筋膜区的八髎次，结于髂后上棘筋结点，沿竖脊肌肌筋膜区带上行，经第5腰椎横突筋结点（关元俞次），至第3腰椎横突筋结点，沿竖脊肌肌筋膜链上行，经第12胸椎横突筋结点（胃俞次），至第9胸椎横突筋结点（肝俞次），沿竖脊肌肌筋膜链上行，经第6胸椎横突筋结点（督俞次），至第3胸椎横突筋结点（肺俞次），沿竖脊肌肌筋膜区带上行，经颈旁筋膜区第7颈椎横突筋结点和第4颈椎横突筋结点，结于枕下经筋交会点（风池次），沿颈后筋膜区带结于第1颈椎横突筋结点，上行结于枕后隆凸旁筋结点（玉枕次），沿头顶帽状腱膜区，经额前筋膜区下行，结于鼻旁筋膜区。

2. **足少阳经筋区带**　足少阳经筋区带，起于第4趾外侧末端筋结点（窍阴次），上行结于外踝前下经筋交会点（丘墟次），沿胫外经筋交会点（悬钟次），经腓肠肌经筋交会

点（阳陵次），结于腓骨小头筋结点，上行经膝外侧筋结点（成腓次），结于股骨外侧髁筋结点（膝阳关次），上行经髂胫束经筋交会点（风市次），结于股骨粗隆筋结点（髀枢次），经臀部经筋交会点（环跳次），前结于大转子前筋结点（居髎次），上结于髂前上棘筋结点（五枢次），后行于腰骶筋膜区，结于腰眼次，沿第 12 肋端筋结点（京门次），上行经胸外经筋交会点（日月次），结于胸肋筋膜区的乳根部，上经颈旁筋膜区，结于乳突筋结点（完骨次），沿耳后会于颞部筋膜区的率谷次，终结于瞳子髎次。

3. **足阳明经筋区带**　足阳明经筋区带，起于第 3 趾外侧末端筋结点（厉兑次），上结于足背经筋交会点（冲阳次），上行于足前正中趾长伸肌经筋区带筋结点（解溪次），向外上经腓骨长短肌筋膜交会点（足三里次），上结于膝外下筋结点（犊鼻次），经胫骨结节筋结点，外行结于髌外筋结点（髌外次），上经髌上筋结点（鹤顶次），结于股骨粗隆筋结点，向上结于股骨前筋结点（髀关次），上行腹外筋膜区（天枢次），上结于胸前筋膜区（乳根次），经颈旁筋膜区（人迎次），结于下颌筋结点（颊车次），交于鼻旁筋膜区，上行经耳前经筋区带筋结点（牵正次），结于颞前鬓角筋结点（头维次）。

六、足部内踝三阴关经筋区带与筋结点

1. **足太阴经筋区带**　足太阴经筋区带，起于足大趾内侧末端筋结点（隐白次），上行于第 1 跖趾关节内筋结点（公孙次），结于内踝外筋结点（商丘次），上经胫后经筋交会点（三阴交次），结于胫骨内侧筋结点（阴陵泉次），上行经膝内上筋结点（血海次），结于小转子内筋结点，聚于阴部，上经腹股沟经筋交会点（府舍次），结于脐旁经筋交会点（腹结次），沿腹外筋膜上行，结于胸肋筋结点（腹哀次），上布于胸中经筋交会点（周荣次），终结于腋下筋结点（大包次）。

2. **足少阴经筋区带**　足少阴经筋区带，起于足底前中筋结点（涌泉次），向后上行经足内侧筋结点（然谷次），向上结于胫骨内踝后筋结点（太溪次），上行经胫骨后缘经筋交会点（三阴交次），结于膝内上筋结点（阴谷次），经大腿内侧，结于阴部耻骨结节上侧筋结点（横骨次），上行于脐外经筋交会点（肓俞次），经胸肋筋膜经筋交会点（幽门次），终结于锁骨中下经筋交会点（俞府次）。

3. **足厥阴经筋区带**　足厥阴经筋区带，起于足大趾内侧末端筋结点（大敦次），行至第 1、第 2 跖骨间经筋交会点（太冲次），向上结于内踝前筋结点（中封次），过经胫骨后经筋交会点（三阴交次），过经筋交会点（蠡沟次），至膝内下筋结点（膝关次），上行经大腿内收肌经筋交会点（足五里次），沿腹外斜肌筋膜上交于第 11 肋端筋结点（章门次），终结于胸肋筋膜区筋结点（期门次）。

第四章　水针刀三氧消融术

一、概述

20 世纪末，三氧疗法被引入国内，主要用于颈腰椎间盘突出症的保守治疗，取得了确切的疗效。

水针刀三氧消融术，是吴汉卿教授以水针刀三针法，配合腰痛宁松解液，结合三氧消融法，研究出来的一种微创治疗技术。该技术可以消除无菌性炎症，松解椎体周围的软组织结节，治疗各种软组织损伤疾病；快速溶解椎间盘脱出的胶原物质，以促进炎性物质的吸收。腰痛宁松解液具有止血、止痛及改善微循环的作用，配合水针刀微创三针法定位、八字入路法及旋转松筋法，临床操作安全且有效。因此，水针刀三氧消融术是目前治疗腰椎间盘突出症、软组织损伤疾病疗效显著的微创技术。

二、作用机制

1. **氧化分解髓核内的蛋白多糖**　三氧是一种活性氧，具有强氧化作用，其氧化能力仅次于氟，常温下半衰期为 20 ～ 30 分钟。在椎间盘注入三氧后，髓核内的蛋白多糖能迅速被氧化，使髓核渗透压降低，水分丢失，发生变性、干涸、坏死及萎缩，使突出的髓核回缩，解除对神经根的压迫。

2. **抗炎作用**　三氧的抗炎作用是通过拮抗炎性物质的释放实现的。在炎性水肿部位注射三氧，具有扩张微血管，改善静脉回流，促进炎性物质的吸收，减轻神经根水肿及粘连的作用，从而达到消除病变组织周围无菌性炎症的目的。

3. **抗感染、抗病毒作用**　三氧通过与体液发生反应而产生过氧化氢，可以防御并杀灭细菌及病毒。过氧化氢可穿透细菌和病毒的蛋白质膜，破坏膜的保护作用，导致细胞膜变硬、易碎；还能穿过细胞膜，破坏病毒和细菌的 DNA（脱氧核糖核酸）。因此，三氧是通过强的氧化作用来断裂细胞膜，从而杀灭细菌及病毒的。

另外，三氧能刺激机体白细胞增殖，增强粒细胞的吞噬功能，刺激单核细胞的形成，促进其发挥免疫细胞作用，并能促使白细胞产生干扰素，产生杀菌抗炎作用。

4. **镇痛作用**　三氧的镇痛作用类似于"化学针灸"的作用，能刺激中间神经元释放脑啡肽等物质，从而达到镇痛目的；在病变部位注射三氧后，可在短时间内快速促进炎性物质的吸收，也能起到缓解疼痛的作用。

5.调节免疫系统作用　三氧能激活免疫活性细胞，促进细胞因子的释放，增强机体免疫力。而干扰素和肿瘤坏死因子是抗感染和抗肿瘤的重要因子。

6.抗粘连、抗复发作用　三氧能快速分解并吸收突出髓核的胶原蛋白物质，促进椎间孔神经根周围炎性脂肪组织及椎周软组织炎性物质的吸收，因此具有抗粘连、抗复发作用。

7.水针刀的松解分离作用　水针刀治疗软组织损伤及颈腰椎病变时，按三点安全入路进针，可直接松解分离病变的软组织结节，解除其对神经根的压迫，消除疼痛，恢复机体动态平衡。

8.注射磁化松解液　系列磁化松解液不仅具有止血镇痛、消除无菌性炎症的作用，而且有抗过敏、抗粘连、抗复发作用。

三、优点

目前临床上治疗腰椎间盘突出症，除了水针刀三氧消融术，还有其他几种常用的微创技术，如胶原酶融盘术、椎间盘镜术、激光气化疗法等。胶原酶融盘术成本高，注射后患者疼痛反应重，过敏概率较高，术后制动时间较长。相对于水针刀三氧消融术来说，椎间盘镜术的创伤大，出血多，成本和感染概率也较高。激光气化疗法具有一定的局限性，应用范围小。

水针刀三氧消融术具有以下优点：

1.微创伤，无痛苦　水针刀三氧消融术仅使用直径不足 1mm 的扁圆刃水针刀，对机体的损伤微乎其微，目前在临床应用中未出现过血管及神经根损伤事故。

2.感染概率低　由于三氧本身就具有消毒和杀菌作用，加上临床使用的都是一次性水针刀，术中严格无菌操作，因此几乎无椎间盘感染。

3.无并发症　水针刀三氧消融术在临床应用多年，术后未出现并发症。

4.操作简便，安全可靠　水针刀三氧消融术的操作按三点安全入路，无须在 CT、X线下定位，令患者避免接受射线辐射。

5.费用低　一般来说，水针刀三氧消融术治疗时，每例手术仅需消耗 1 根水针刀，其他消耗几乎可以忽略不计。

6.适用人群广泛　水针刀三氧消融术不仅适用于年轻患者，而且适用于高龄患者。

7.适应证多　水针刀三氧消融术除了用于治疗腰椎间盘突出症，还广泛应用于颈椎病、各种软组织损伤、外伤后遗症、股骨头坏死症、风湿性关节炎及脊柱相关疾病等的治疗。

四、注意事项

1.必须严格无菌操作。

2. 注氧前必须回抽看有无回血，严防将气体注入血管内。

3. 严格掌握水针刀进针的深度，防止刺入胸腔，造成气胸。

4. 熟悉内脏的解剖部位，防止刺伤内脏。

五、注射要领

1. 用于软损颈腰痛，无菌注射为要领。

2. 定位浓度量选准，三点椎管入路清。

3. 注前回抽防栓塞，注后按揉去病宗。

六、适应证

1. 轻中度颈椎或腰椎间盘突出症急性水肿期并发神经压迫。

2. 保守方法治疗失败的腰椎间盘突出症。

3. 颈椎或腰椎手术后瘢痕粘连综合征。

4. 颈椎病、肩周炎、各种软组织损伤。

5. 四肢关节疼痛、外伤后遗症、脊柱炎、股骨头坏死症、风湿性关节炎等。

6. 对神经节周围皮质类固醇和麻醉剂的注射无效者。

7. 带状疱疹、软组织肌纤维瘤。

8. 盆腔炎、阴道炎、宫颈糜烂、附件炎、产后盆腔综合征等妇科疑难病症。

9. 慢性肠炎、结肠炎等肛肠疾病。

10. 前列腺炎、膀胱炎、褥疮、皮肤溃烂等。

七、禁忌证

1. 全身感染，发热。

2. 凝血功能障碍，如血友病、血小板减少症。

3. 严重心脑肾病变。

4. 甲状腺功能亢进症。

5. 严重的椎间盘变性。

6. 恶性肿瘤。

第五章 水针刀疗法的用药原则与常用药物

第一节 用药原则

一、药物选择

水针刀疗法使用的药物应具备如下条件：①易吸收且无毒副作用；②选择相应药物治疗相应疾病。

二、使用原则

1. 可供肌内注射的药物，大部分可作为小剂量的水针刀注射用药，根据药物本身适用的病症进行选择；药物注入后对穴位有持续的刺激作用。

2. 用药剂量：一般四肢及腰背部肌肉丰厚处用量较大，刺激性较小的药物用量较大；刺激性较大的药物用量较小；年老体弱者用量较小。

3. 注入药物前应注意有无回血，以避免将药物注入血管，亦不可将药物注入脊髓腔、神经干等处。在注射过程中患者如出现头晕、心慌、面色苍白、出汗等反应，应立即出针，按晕针处理。

4. 病灶或局部注射的药物，有中西药混用者，也有西药混用者，临床均应注意其配伍禁忌。中药制剂有单味、有复方，其制剂必须符合注射剂的标准。

第二节 常用药物

一、局部麻醉类药物

（一）2% 利多卡因注射液

功能：局部麻醉药，具有起效快、穿透性强、无明显扩张血管的作用，安全范围大。利多卡因的中毒剂量是其安全剂量的 2 倍，在不加肾上腺素时，其最大安全剂量是 200mg。

用途：局部麻醉、神经阻滞、星状神经节阻滞、硬膜外阻滞、骶管疗法等。

规格：100mg：5mL。

用法用量：每次 5 ～ 10mL，一般每次不超过 30mg。

（二）罗哌卡因注射液

用途：外科手术麻醉和急性疼痛控制。

用法用量：用于区域阻滞麻醉和硬膜外麻醉浓度为 0.5% ～ 1%，常用浓度为 0.75%，每次最大剂量为 200mg。

二、软组织损伤常用药

（一）玻璃酸酶注射液

功能：暂时降低细胞间质黏性，使注入药液从局部渗出或漏出，易于扩散和吸收。

用途：皮下注射输液、加速局部麻醉药的吸收、治疗脑血管缺血性疾病、促进外伤及手术后水肿或血肿的吸收、促进尿路造影对比剂的吸收等。

规格：每支 1500U。

用法用量：每次 500 ～ 1000U。

注意：本品不能做静脉注射；因其水溶液不稳定，需临用前配制；感染及肿瘤部位禁用。

（二）玻璃酸钠注射液

功能：抑制疼痛，改善关节挛缩和消肿等。

作用机制：透明质酸钠（玻璃酸钠）是广泛分布于结缔组织的一种黏多糖，是关节滑液的主要成分，发挥润滑关节及保护软骨面等重要功能。

用途：关节腔内注射，可覆盖保护关节组织，是治疗老年变形性膝关节病的良好药物。

规格：每支 20mg：2mL。

用法用量：每次 0.2 ～ 0.5mL，缓慢注入关节囊。

注意事项：使用时防止充填过量；勿与含苯扎氯铵的药物接触，以免产生浑浊，若有浑浊应停止使用；本品应在遮光、密闭、2 ～ 8℃条件下保存。

（三）亚甲蓝注射液

功能：解毒，止痛，抗肿瘤。

作用机制：大量亚甲蓝进入人体内，可使血红蛋白被氧化为高铁血红蛋白，亚甲蓝为受氢体，其色素受氢后可使无髓鞘神经纤维着色，从而阻止感觉神经的传导；亚甲蓝参与糖代谢，能促进丙酮的继续氧化，改善神经阻滞作用，从而达到止痛目的。

用途：局部止痛，治疗三叉神经痛、癌性疼痛、尿路结石、神经性皮炎等。

规格：每支 20mg：2mL。

用法用量：每次 0.2 ～ 0.5mg。

注意事项：本品不宜做蛛网膜下腔注射及鞘内注射，以免发生截瘫或神经根损害；肝肾功能不全者慎用。

（四）人胎盘组织注射液

主要成分：人胎盘组织经酸水解后的混合物。

功能：刺激并增强网状内皮系统功能，提高抗体白细胞水平。

用途：治疗虚证、视神经萎缩等。用于骨伤科疾病，可消除肌纤维粘连、软化瘢痕组织，疗效确切。

用法用量：每次 1 ～ 2mL，每日 1 次，12 次为 1 个疗程。

三、糖皮质激素类药物

（一）倍他米松注射液

功能：抗炎，抗过敏。

用途：治疗肌肉、骨骼和软组织疾病，如颈椎病、风湿性关节炎、类风湿关节炎等。

用法用量：一般每次 1 ～ 2mL。关节内注射时，大关节（膝关节、髋关节、肩关节）每次 1 ～ 2mL，中等关节（肘关节、腕关节、踝关节）每次 0.5 ～ 1mL，小关节（足部关节、手部关节、胸部关节）每次 0.25 ～ 0.5mL。

注意事项：长期较大剂量应用本品，易出现满月脸、水牛背、向心性肥胖、皮肤菲薄而有紫纹、肌肉萎缩无力、骨质疏松症、糖尿病、高血压、低血钾、女性男性化如多毛、闭经、精神病、胰腺炎、戒断综合征（肌痛、肌强直、关节痛）等。

（二）曲安奈德注射液

主要成分：醋酸曲安奈德。

用途：关节痛、肩周围炎、腱鞘炎、急性扭伤、慢性腰腿痛等。

用法用量：一般每次 2.5 ～ 5mg，每日不超过 30mg，每周不超过 75mg。

四、维生素类药物

（一）维生素 B_1 注射液

主要成分：维生素 B_1。

功能：维持心脏、神经系统及消化系统的正常功能，促进糖类在人体内的代谢。

用途：多发性神经炎、周围神经炎、中枢神经损伤、心肌炎、营养和消化不良的辅助治疗，治疗肾或肝功能障碍、甲状腺功能亢进症、糖尿病、慢性腹泻，局部注射用于治疗遗精、阳痿等。

用法用量：每次 50mg 或 100mg。

（二）维生素 B_{12} 注射液

主要成分：维生素 B_{12}。

功能：参与核蛋白合成、甲基的转换，保持巯基的活性，保证髓鞘脂蛋白的合成及功能的完整性。该注射液能营养神经，减少神经根部的有害刺激，促进局部病灶区水肿及炎症的吸收。其色素具有一定的局部麻醉作用，主要与影响钠通道作用有关。

用途：每次 0.5 ～ 2mL。

（三）维生素 K_3 注射液

功能：在体内可作为氧化剂，具有镇静、镇痛作用。

用途：胆绞痛、肾绞痛、支气管哮喘等。

用法用量：每次 4 ～ 8mg。

（四）醋酸维生素 E 注射液

主要成分：本品为醋酸维生素 E 的灭菌油溶液，1mL 内含 5mg。

功能：抗氧化作用。

用途：治疗肌营养不良、肌萎缩性脊髓侧索硬化，以及颈椎骨质增生型为主的颈椎病、腰腿痛等。

用法用量：醋酸维生素 E 1mL 加电兴奋感应电流，强度为 10 ～ 20V，每次 20 ～ 40mg。

（五）维丁胶性钙注射液

主要成分：本品为维生素 D_2（骨化醇）油的胶性钙混合的一种乳白色无菌乳浊液。

功能：参与钙磷代谢，促进肠道钙磷吸收，有利于骨骼形成，促进骨基质钙化。

用法用量：每次 1 ～ 2mL。

五、祛风湿通络类药物

（一）雪莲注射液

主要成分：本品是中药雪莲花提取物所制成的无色透明液体。

功能：除风湿散寒，强筋壮骨，活血通络。

用途：体质虚弱，各种软组织损伤、腰腿痛、骨质增生症、风湿性关节炎、类风湿关节炎、肌腱炎等。

用法用量：每次 1～2mL。

（二）风湿宁注射液

主要成分：大风艾、马风松叶、毛麝香。

功能：祛风除湿，活血散瘀，舒筋止痛。

用途：风湿痛、关节炎、跌打伤痛。

用法与用量：每次 2mL。

（三）伊痛舒注射液

主要成分：细辛、当归、川芎、羌活、独活、防风、白芷等。

功能：祛风散寒胜湿，活血祛瘀镇痛。

用途：多种原因引起的头痛、牙痛、神经痛、风湿痛、肌纤维炎，以及骨关节病、胃肠疾病、肝胆疾病、肾脏疾病、癌症等引起的疼痛。按中医辨证用药，尤其对寒邪和瘀血所致的痛证有较好的效果。

用法用量：肌内注射或穴位注射，每次 2～4mL，每日 1～2 次，小儿酌减。

（四）夏天无注射液

功能：散风活血。

用途：风湿性关节炎。

用法与用量：每次 1～4mL，每日或隔日 1 次，每次注射 3～4 个穴位。

（五）正清风痛宁注射液

主要成分：盐酸青藤碱。

功能：镇痛消炎。

用途：各类急慢性关节炎及类风湿关节炎。

用法用量：每次 2～4mL。

六、活血化瘀、通经活络类药物

（一）脉络宁注射液

主要成分：玄参、石斛、牛膝、金银花等。

功能：通经活络，活血化瘀。

用途：脑血栓形成及后遗症、脑栓塞、血栓性静脉炎、动脉硬化等。

用法与用量：每次 0.5～1mL。

（二）天麻素注射液

主要成分：天麻素。

用途：既可用于神经衰弱综合征及血管神经性头痛（如偏头痛、三叉神经痛、枕骨大神经痛等）等症，亦可用于脑外伤性综合征、眩晕症（如梅尼埃病、药物性眩晕、外伤性眩晕、突发性耳聋）、前庭神经元炎、椎－基底动脉供血不足等。

规格：2mL：0.2g。

用法用量：每次 0.2 ～ 0.6mg。

注意：本品易发生过敏，用时慎重。

（三）复方当归注射液

主要成分：当归、川芎、红花。

功能：活血化瘀，舒筋通络。

用途：各种急慢性劳损、关节疼痛、外伤性截瘫、小儿麻痹后遗症等。

用法与用量：每次 2 ～ 4mL。

（四）复方川芎注射液

主要成分：川芎、秦艽、苍术。

功能：活血，化瘀，祛痰，行气，镇痛，镇静，通经。

用途：头痛眩晕、月经不调、风湿性腰腿痛等。

用法与用量：每次 2 ～ 4mL。

（五）复方丹参注射液

主要成分：本品为棕色透明溶液，1 mL 含丹参、降香相当于生药各 1g。

功能：活血化瘀，理气开窍。

用途：颈椎病等。

用法与用量：每次 2 ～ 4mL。

（六）银杏提取物注射液

主要成分：银杏叶。

功能：活血通络。

用途：冠状动脉粥样硬化性心脏病、中风后遗症等。

用法与用量：每次 2 ～ 4mL。

（七）复方三七注射液

主要成分：三七、枸杞子、当归。

功能：活血止痛。

用途：风湿性关节炎、慢性腰腿痛、跌打损伤等。

用法与用量：每次 2 ～ 4mL。

（八）血塞通注射液

功能：活血祛瘀，通脉活络，具有抑制血小板聚集和增加脑血流量的作用。

用途：脑血管病后遗症、血栓性静脉炎、动脉硬化出血等。

规格：每支 100mg：2mL。

用法与用量：每次 2 ～ 4mL。

七、抗增生剂

（一）骨肽注射液

主要成分：多肽或蛋白质。

功能：活血化瘀，消肿止痛。

用途：各种类型的骨质增生等。

用法用量：每次 4 ～ 6mL。

八、免疫增强剂

（一）转移因子注射液

性状与剂型：粉剂，每支 3mL。

功能：本品为人体淋巴细胞提取之转移因子冻干制品，具有转移细胞免疫功能的作用。

用途：治疗免疫缺陷病、病毒性和霉菌性细胞内感染，如带状疱疹、盘状红斑狼疮、类风湿关节炎、口腔扁平苔藓等症；恶性肿瘤的辅助治疗。

用法与用量：腋下注射，每次 0.5 ～ 1mL，隔 2 ～ 3 日 1 次。

（二）神经生长因子注射液

性状与剂型：注射剂，每支 30μg（≥ 15000AU）。

功能：可促进神经细胞的生长和分化成熟，促进受损伤的神经纤维再生和神经元突起的再生；提高神经细胞的代谢水平，促进受损伤神经细胞和神经纤维的功能恢复。

九、镇静类药物

（一）安宁注射液

性状与剂型：本品系多味中草药提制的灭菌水溶液，每 2mL 相当于生药 7.5g。

功能：安神镇静。

用途：精神病中的狂证、痴呆、癫痫等。

用法用量：每次 1 ～ 2mL，每次 3 ～ 4 穴，每日 1 次，几组穴位交替使用。

（二）精神安注射液

组成与规格：生首乌 100g，洋金花 100g，当归 100g，青皮 50g，薄荷 50g，槟榔片 50g。每支 2mL，pH 为 3.5 ～ 5.0。

功能：麻醉，行气，活血。

用途：精神病。

用法用量：从 1mL 开始，逐步增加到 2 ～ 3mL，10 ～ 20 日为 1 个疗程，疗程之间停药 3 ～ 5 日。

（三）复方灵芝注射液

组成与规格：灵芝 1000g，胎盘 400g，氯化钠 8.5g，吐温 8 ～ 10mL。本品为浅黄色的透明溶液，每支 2mL，相当于灵芝菌 2g，胎盘 0.8g，pH 为 6.5 ～ 7.6。

功能：镇静，消炎，止血。

用途：神经衰弱症、支气管哮喘、老年慢性支气管炎、胃及十二指肠溃疡、肝炎、功能失调性子宫出血、血小板减少性紫癜等。

用法用量：每次 2 ～ 4mL。

十、促进大脑功能恢复药及促进神经生长药

（一）胞磷胆碱钠

主要成分：胞磷胆碱钠。

功能：促进卵磷脂的生物合成，增加脑血流量及氧消耗量，改善脑循环和代谢，对大脑和中枢神经系统受到多种外伤所产生的脑组织代谢障碍和意识障碍有促进苏醒的作用。

用途：用于急性颅脑外伤和脑手术后意识障碍，对脑中风所致的偏瘫患者可逐渐恢复其四肢功能，也可用于其他中枢神经系统急性损伤引起的功能和意识障碍，以及缺血性脑血管病和血管性痴呆。

用法用量：每次 2 ～ 4mL，用 5% 或 10% 葡萄糖注射液稀释后缓缓滴注，5 ～ 10 日为 1 个疗程。单纯静脉注射，每次 100 ～ 200mg。肌内注射，每日 0.1 ～ 0.3g，分 1 ～ 2 次注射。

（二）麝香注射液

主要成分：人工麝香、郁金、广藿香、石菖蒲、冰片、薄荷脑。

功能：豁痰开窍，醒脑安神。

用途：痰热内闭所致的中风昏迷。

用法用量：肌内注射，每次 2 ～ 4mL，每日 1 ～ 2 次。

第六章 水针刀疗法的适应证、禁忌证及注意事项

一、适应证

1. 各种慢性软组织损伤，如肩胛提肌损伤、菱形肌损伤、腰肌劳损等。

2. 外伤后遗症、术后综合征（如颈椎术后综合征、腰椎术后综合征等）。

3. 各种肌腱炎、筋膜炎、滑囊炎。

4. 神经卡压综合征，如臀上皮神经卡压综合征、梨状肌卡压综合征等。

5. 骨关节增生性疾病、退行性病变，如膝关节骨性关节炎、跟骨骨刺等。

6. 骨关节缺血坏死性疾病，如股骨头坏死症等。

7. 风湿性关节炎、类风湿关节炎、强直性脊柱炎、痛风等。

8. 各种神经痛，如枕神经痛、肋间神经痛、坐骨神经痛等。

9. 脊柱相关疾病，如颈源性头痛、颈源性眩晕、颈源性心脏病等。

二、禁忌证

1. 全身感染发热性疾病。

2. 凝血功能障碍，如血友病、血小板减少症。

3. 施术部位有红、肿、热、痛，或有深部脓肿。

4. 严重心、脑、肾疾病。

5. 传染性疾病，如骨结核、梅毒等。

6. 体内恶性病变，如骨癌、淋巴瘤等。

三、注意事项

1. 严格无菌操作。一次性水针刀开封即可使用。

2. 掌握治疗点处局部血管、神经的走行与分布，进针时与血管、神经平行，严格按水针刀危险区划分来操作，严防损伤血管、神经。

3. 逐层体会针刀下的感觉，鉴别是病变组织还是正常软组织，在不超过病灶范围、不超过病灶层次的要求下，进行松解治疗。

4. 治疗阳性结节时，应在原位按压，不可将阳性结节推到一旁，必须固定后方可进针刀。

5. 水针刀注射药物要单纯，注意药物的适应证。

6. 对于年老体弱者，取治疗点宜少而精。

7. 孕妇不宜在腹部、腰骶部进行治疗。

8. 个别年老体弱患者，若出现头晕、心慌、面色苍白等反应，应立即出针，按晕针处理。

下篇　各论

第七章　头颈部病变

第一节　枕性头痛

【概述】

枕性头痛属中医学"太阳经头痛"范畴，是由于长期体位不正、寒冷刺激等因素致使后枕部筋膜出现充血、渗出、粘连等病变，枕部的神经、血管受压，引起后枕部疼痛，并向头部放射的一种疾病。本病多发于长期伏案的中青年人群。

【病因病理】

1. *病因*　静力性肌损伤：①长期体位不正；②寒冷刺激；③精神因素。

2. *病理*　由于上述因素，致使后枕部筋膜充血、炎性渗出，局部软组织粘连，从而卡压后枕部的血管、神经，出现后枕部不适、头痛、头晕等临床表现。

【临床表现与检查】

1. *临床表现*　本病以 20～30 岁的中青年人多见，以长期伏案工作者为高发人群，临床表现如下。

（1）疼痛部位：后枕部麻木疼痛，有时牵及头顶部、前额部及眼眶，有紧箍感、压迫感等。

（2）持续时间：起初是间歇性疼痛，随后可以发展为持续性疼痛。

（3）当枕大神经受累时，枕部疼痛向头顶及前额部放射。

（4）当枕小神经受累时，枕部疼痛向颞部放射。

（5）部分患者可伴有耳大神经受累，其疼痛可向耳郭放射。

（5）当枕动脉受累时，头痛可伴有眩晕、视物不清，甚至恶心、呕吐。

2. *X 线检查*　颈椎生理曲度变直。

枕性头痛的疼痛部位与受损软组织及受累神经的一般规律见表7-1。

表 7-1 疼痛部位与受损软组织及受累神经的一般规律

疼痛部位	受损软组织	受累神经
前额痛	斜方肌和（或）枕大神经筋膜出口	枕大神经的上项线部及其与额神经的交通支
颞部痛	头最长肌、胸锁乳突肌和（或）头夹肌止点，帽状筋膜	枕小神经
眼眶痛	头夹肌止点	枕小神经
侧顶痛	头半棘肌、枕后腱弓、斜方肌和（或）枕大神经筋膜出口	枕大神经、枕小神经及其与耳大神经的交通支
头顶痛	斜方肌、头夹肌止点和（或）枕大神经筋膜出口、项筋膜	枕大神经
枕部痛	椎枕肌、项筋膜	枕下神经及其与枕大神经的交通支

【治则治法】

松解筋结，分离粘连，活血化瘀，通络止痛。

【治疗步骤】

1.**松解液** 软损宁松解液 3～6mL。

2.**针具** 扁圆刃水针刀。

3.**针法** 筋膜扇形松筋法。

4.**体位** 俯卧位。

5.**操作步骤** 按水针刀疗法"一明二严三选择"的操作规程，三针法定位，局部皮肤常规消毒后，戴无菌手套，铺无菌洞巾，具体操作如下（图 7-1）：

a 针：颞骨乳突后内方 1.5cm 处。进针方向与枕小神经走向平行，斜行进针达筋膜层，由浅入深逐层分离筋膜结节，针下有松动感，回抽无血，注射松解液 1～2mL，快速出针，贴创可贴。

b 针：枕腱弓中点。进针方向与枕大神经走向平行，斜行"八"字进针达筋膜层，由浅入深逐层分离筋膜结节，针下有松动感，回抽无血，注射松解液

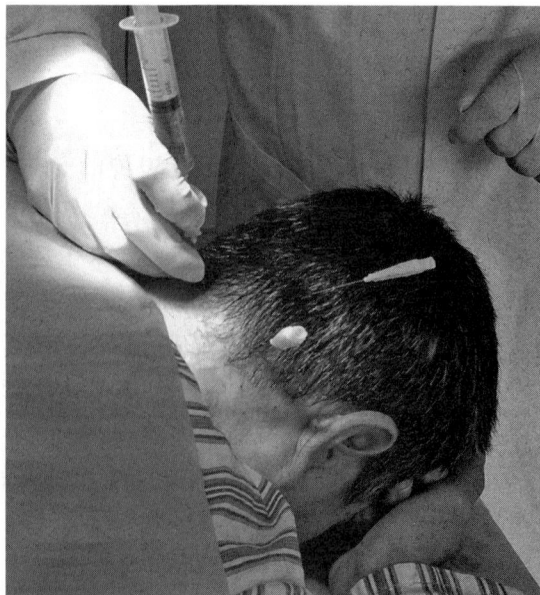

图 7-1 枕性头痛入路图

1 ～ 2mL，快速出针，贴创可贴。

c 针：C2 ～ C3 关节囊外侧方。进针方向与神经、血管走向平行，斜行进针达筋膜层，由浅入深逐层松解筋膜结节，针下有松动感，回抽无血，注射松解液 1 ～ 2mL，快速出针，贴创可贴。

每周治疗 2 ～ 3 次，3 ～ 5 周为 1 个疗程。

对于顽固性疼痛的患者，可用水针刀或微型筋骨针，上肢取第 5 掌骨尺侧关节囊后溪穴处，下肢取外踝与跟腱的中点筋膜层昆仑穴处，行左右交叉筋膜叩刺法。

【手法治疗】

1. **按压阻滞** 胸锁乳突肌前缘上 1/4 与下 3/4 交点（副神经支配胸锁乳突肌、斜方肌等的肌支），以中等力度，稍加揉动，每点揉 30 ～ 60 秒。

2. **按揉** 按揉损害软组织的附着点，主要集中在上项线、下项线、上下项线之间、项韧带两侧等处。

3. **经穴按压** 风池、百会、四神聪、太阳、率谷、列缺等。

【注意事项】

1. 治疗中要避免损伤枕动脉、枕神经。
2. 术后用红外线照射 10 分钟。
3. 适当口服肌松药及非甾体抗炎药，如氯唑沙宗、酮洛芬缓释胶囊，服用 2 ～ 3 天。

【典型病案】

1. **风寒型头痛** 发热，头项强痛而恶寒，后枕部疼痛，痛连项背，骨节痛，口不渴。舌淡，苔薄白，脉浮紧。

病案：

谭某，女，49 岁。头痛一年余，2018 年 3 月 25 日就诊于北京中医药大学国医堂。

患者一年多前出现头痛，服西药疗效不佳，经常伴随颈肩部疼痛。近来头痛多出现在后颈部，头项强痛而恶寒，痛连项背，发热无汗，口不渴。舌淡，苔薄白，脉浮紧。

病机：风寒侵袭，经络受阻。

治法：疏风散寒，通络止痛。

水针刀治疗：a 针取颞骨乳突后内方 1.5cm 处，b 针取枕腱弓中点，c 针取 C2 ～ C3 关节囊外侧方；配合筋骨针颈阳关三针，手阳关三间透合谷、前谷透后溪，风池透玉枕，束骨透京骨。

合谷为手阳明大肠经之原穴，开闭宣窍，与后溪相配，可调气血而和营卫。风池为手足三阳、阳维、阳跷八脉之会，主治偏正头痛，有散风之功。京骨为足太阳膀胱经之原穴，主治太阳病头项强痛，功能散风解表。

处方：麻黄汤加减。麻黄 9g，桂枝 15g，白芍 15g，川芎 15g，羌活 15g，姜黄 15g，防风 10g，炙甘草 9g，生姜 9 片，大枣 9 枚。

方解：患者证属太阳伤寒，寒邪闭藏，营血不能外达，卫气收敛，因而发热无汗。麻黄入肺、膀胱经，发汗解表，祛风散寒。桂枝入心、肺、膀胱经，发汗解肌，温通经脉，助阳化气。白芍通顺血脉，缓中。羌活入膀胱、肾经，辛温解表，祛风通络，善治膀胱经头痛。川芎为血中之气药，上行颠顶，下行血海，善治九种头痛。姜黄活血通经止痛。防风祛风解表，胜湿止痛。生姜、大枣、炙甘草，调和营卫，补养阴血，调和诸药。诸药合用，疏风散邪，疏利太阳经筋，通络止痛。

经上述治疗后，患者头痛减轻，发作次数减少。继服上方，针刺手阳关三针、枕阳关三针，治疗 3 次痊愈。

2. *筋伤型头痛*　头痛，颈枕部沉痛，向颠顶放射，伴有颈部僵硬，痛连肩背。舌淡红，苔薄白，脉弦紧。本型多见于颈项部长期慢性劳损，导致太阳经筋受阻，邪气刚进入人体，人体的阳气尚未受到损伤，属于正邪交争初期。

病案 1：

吴某，男，58 岁，河北承德避暑山庄农场干部。

患者因长期低头办公，头颈部疼痛、项背强硬不适，伴肩背部及右上肢疼痛 3 年余，经介绍于 2018 年 4 月来北京中医药大学国医堂求治。

查体：患者形体肥胖，颈部僵硬，活动困难。触诊：太阳经筋竖脊肌筋膜、右肩胛区，有条索状筋结形成，压痛明显。恶风、微自汗，腹胀、大便稀溏。舌淡苔白，寸脉浮缓。

辨证：桂枝加葛根汤证。项背强硬不适，伴肩背部及右上肢疼痛为太阳经筋表证，腹胀、大便溏薄则为阳明经病证，因而属"太阳阳明合病"。

病机：太阳经筋受累。

治法：疏利太阳经筋，通络止痛。

水针刀治疗：a 针取颞骨乳突后内方 1.5cm 处，b 针取枕腱弓中点，c 针取 C2～C3 关节囊外侧方；配合筋骨针颈阳关三针，手阳关三间透合谷、前谷透后溪，风池透玉枕，天柱，颈上华佗夹脊。

合谷为手阳明大肠经之原穴，开闭宣窍，与后溪相配，可调气血而和营卫。风池为手足三阳、阳维、阳蹻八脉之会，主偏正头痛，有散风之功。天柱可疏通气血，濡养肌肉，缓解强急。

处方：葛根汤加减。葛根 60g，麻黄 9g，桂枝 15g，赤芍 15g，细辛 6g，羌活 15g，川芎 15g，炙甘草 9g，生姜 9 片，红枣 9 枚。

方解：葛根入脾、胃、肺、膀胱经，解肌散寒，疏通经脉，主治寒邪阻滞，太阳经气不利，为主药。麻黄辛温解表，发汗透邪。桂枝温通经脉，助阳化气。赤芍入肝经，活血祛瘀而止痛。细辛解表散寒，祛风通窍止痛。羌活入膀胱、肾经，辛温解表，祛风通络，善治膀胱经之头痛。川芎为血中之气药，上行颠顶，下行血海，善治九种头痛。大枣、炙甘草、生姜，调和营卫，补养阴血，调和诸药。诸药合用，疏风散邪，疏利太阳经筋，通络止痛。

上方连服 3 剂，针 2 次，诸症减轻。继服 6 剂，针 3 次而痊愈。

病案 2：

王某，男，39 岁，信阳市某中学教师。

患者后枕部头痛伴头晕、失眠，反复发作 3 年，近年来常因颈部劳累后病情加重，多方求治，疗效不佳。CT、脑电图及其他各项检查均无异常发现，2023 年 1 月就诊于南阳福远堂中医院。X 线检查：侧位片示寰枕间隙狭窄，张口位片示寰枕间隙左右不等，齿突向右偏歪。触诊：按压后枕部软组织筋膜有结节及压痛，第 1 颈椎横突向左旋转，后侧软组织硬结伴压痛，第 2 颈椎棘突肥大，左侧压痛伴结节。诊断为枕性头痛。

水针刀治疗：行筋膜弹拨松筋法治疗。

术后疼痛减轻。3 天后复诊，头痛眩晕、失眠症状消失。巩固治疗 1 次，痊愈。随访 1 年无复发。

第二节　颈源性眩晕

颈源性眩晕属太阳经筋和督脉经筋受累，由于颈部软组织损伤形成筋膜结节或小关节错位，致椎动脉受刺激（或受压），脑供血不足，而出现眩晕、头痛、血压异常、记忆力减退、耳鸣、耳聋等综合征。水针刀疗法可以直接松解枕后腱弓，分离枕筋膜及椎枕肌，有解除椎动脉压迫，调整颈交感神经平衡及脑部运动平衡的功能，安全可靠，疗效确切。

【病因病理】

眩晕的病因多种多样，如外伤、劳损、头颈体位不正等致病因素，均可引起颈椎上段软组织损伤、小关节错位，导致椎枕肌群及枕筋膜紧张、痉挛、渗出，形成筋膜结节。眩晕主要是因为供血不足，而寰枢关节的改变是影响供血关系的关键。颈椎轻度移位，周围软组织痉挛或炎性改变，可直接引起椎动脉痉挛，使椎 – 基底动脉缺血，造成颅内微循环障碍而致病。

造成微循环障碍的常见原因有以下几种：①椎体错位，压迫血管、神经，引起血管痉挛，管腔狭窄。②血管与骨膜损伤，血管退化、硬化。③血液黏稠度增加，血液流速减慢或血栓形成等。

此外，钩椎关节的改变、椎间盘的突出和椎间小关节的错位、脑干及颈脊髓网状结构的功能障碍等，也可能压迫血管、神经而引起眩晕。

【临床表现与检查】

1. **临床表现**　本病以 40 岁以上的人多见，有时因外伤、劳损，也可发生于青年人，临床主要有以下表现.

（1）颈部症状：一般有颈部活动障碍或活动时颈部有摩擦音，局部疼痛或疼痛不明显，或局部有冷热感等。

（2）眩晕：为首发症状，有时为早期唯一症状。眩晕与颈部体位转动有关，为仰视旋颈位眩晕。其表现为旋转感、倾斜感、摇动感、失稳感、眼前发黑、头重脚轻或下肢发软等，发作时间长短不等，数秒或数分钟，甚至 2～3 周方可缓解，缓解期症状仍轻度存在。眩晕严重者，当颈部体位改变时会出现猝倒，虽突然晕倒，但意识清楚，视听力正常，数秒或数分钟即可完全恢复。

（3）头痛：其发生部位多在枕部或耳颞部，位置较深。疼痛多为胀痛，有困重感，常伴有恶心呕吐、出汗等症状。

（4）运动障碍：脑干缺血累及锥体束时可发生轻度肢体瘫痪，常为单瘫或四肢瘫，有的患者可出现延髓麻痹等。

（5）听觉与视觉障碍：内听动脉（迷路动脉）缺血时可致耳鸣、听力减退，甚至耳聋；大脑后动脉缺血与脑干缺血时可有眼蒙、失明。此外，临床还可见眼前发黑、复视、眼球震颤等。

（6）缺血波及相应的组织，可出现血压异常、记忆力减退、精神紊乱、平衡障碍、共济失调等。

（7）脊柱三指触诊可有颈部活动受限，局部压痛或触及肌痉挛，软组织异常改变、增厚感，棘突或横突偏移等。

（8）转颈试验阳性。

2. **X 线检查**　X 线片可有颈椎病的表现。病变部位多发生于寰枢椎、第 5 颈椎等。颈椎侧位片可见寰枕间隙狭窄小于 6mm，或寰枕间隙吻合征；张口位片可见寰枢间隙左右不等，寰椎侧块不等，枢椎棘突偏歪等。

3. **其他检查**　椎动脉造影可见梗阻现象。脑血流图检查可有枕乳导联异常改变。脑电图检查可见电压降低，颞区有移动性慢波。血脂水平正常或升高。

【治则治法】

松解筋结，分离粘连，解除压迫，活血通络，醒脑安神。

【治疗步骤】

1. **松解液**　晕痛宁松解液 6～9mL。
2. **针具**　扁圆刃水针刀。
3. **针法**　筋膜弹拨松筋法。

4.**体位**　坐位或俯卧位。

5.**操作步骤**　结合 X 线片或 CT 所示，局部皮肤常规消毒后，戴无菌手套，铺无菌洞巾，取扁圆刃水针刀，具体操作如下（图 7-2）：

a 针：C2 棘突。水针刀垂直快速进针，由浅入深逐层松解筋膜结节，边进针，边回抽，当针下有骨性感时，表明到达 C2 棘突，向棘突两侧行筋膜弹割松解法，分离 3 针，回抽无血后，注入晕痛宁松解液 1～2mL，治疗后出针，创可贴贴敷。

b 针：C1 横突后结节。左手按压触及 C1 横突后，右手持水针刀，垂直略向内快速进针，逐层松解，逐层分离，当针下有骨性感时，表明到达 C1 横突后结节，回抽无血后，行筋孔旋转松解法，松解 3～6 针，忌提插及横切，每点旋转注射晕痛宁松解液 1～2mL，治疗后出针，创可贴贴敷。

c 针：枕腱弓筋结点。水针刀快速纵向进针，逐层松解，逐层分离，穿越筋膜层，达枕骨骨面，略退水针刀少许，行筋膜弹拨松解法，松解 3～6 针，回抽无血后，注入晕痛宁松解液 1～2mL，治疗后出针，创可贴贴敷。

每隔 3 天治疗 1 次，3～5 次为 1 个疗程。

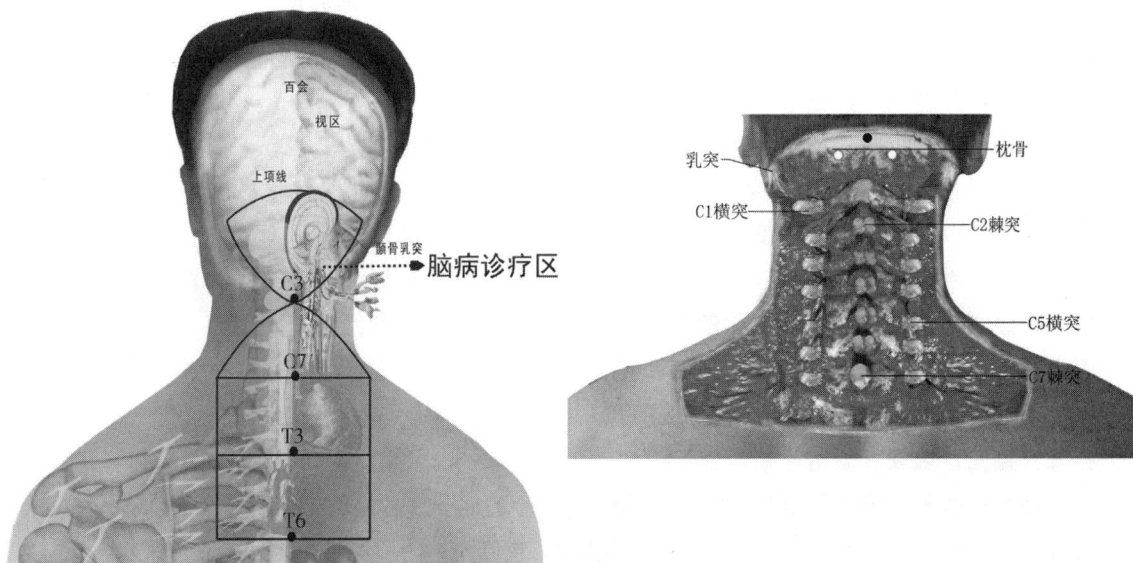

图 7-2　颈源性眩晕治疗示意图

顽固性眩晕的患者，可选用微型筋骨针，在内关次、三阴交次行筋膜交叉松解法。每周 2～3 次，3～5 次为 1 个疗程。

【手法治疗】

动静整脊手法：根据脊柱三步定位诊断法，结合临床表现及影像学检查，找到颈段三突线偏歪的棘突与横突，用颈部动静分段推扳法给予整复，或根据不同节段选用仰 / 低头摇正法给予整复。伴有椎体滑脱性脱位者，行推正类手法使其恢复至原来位置。

在脑病诊疗区、内脏线及脊神经后内外支线治疗点上给予按揉叩击法，以充分舒展蛋白线，松解病变区紧张的肌筋膜，以增强疗效。

在四肢治疗点给予按揉松解手法，松解筋膜结节点紧张的肌筋膜，以增强疗效。

【注意事项】

1.适量应用改善微循环药物，如静脉滴注脉络宁注射液。

2.忌食辛辣油腻食物，控制烟酒，戒躁怒。

【典型病案】

1.*少阳郁热型* 眩晕耳鸣，头痛口苦，头目不爽，咽干目赤，或见寒热阵作。舌质红，苔薄黄而干，脉弦细或弦数。

病案：

邓某，男，45岁，北京大兴人。因眩晕、头昏沉3天，2019年4月到北京中医药大学国医堂就诊。

1周前，患者与家人生气，夜间不能入眠，思虑过度，右侧偏头痛、目眩，伴有口苦，胃满，不欲饮食。颈上枕部太阳经筋压痛明显伴条索样筋结。舌淡红，苔薄黄，脉弦。

病机：肝胆气郁，疏泄失职。

治法：和解少阳，清解郁热。

水针刀治疗：a针取C2棘突，b针取C1横突后结节，c针取枕腱弓筋结点；配合筋骨针液门透中渚、外关、足临泣、风池透玉枕、行间透太冲、太溪。

中渚为手少阳三焦经输穴，所注为输，可调畅三焦气机以通利水道，再取通阳维脉的手少阳经之络穴外关，配通带脉的足少阳经之输穴足临泣，通经活络，清解表里以疗胸中烦满。风池为足少阳经与阳维脉之会，可令少阳之邪转枢于太阳而外解。太冲为足厥阴肝经之原穴，功能疏肝、解郁、清热，泻肝气之横犯。太溪为足少阴肾经输穴、原穴，功能补肾、益气、填精，调治三焦。

处方：柴胡调肝汤（柴胡龙骨牡蛎汤加减）。柴胡15g，黄芩12g，姜半夏15g，党参15g，炙甘草9g，生姜9g，大枣12枚，生龙骨30g（先煎），生牡蛎30g（先煎）。

方解：柴胡疏肝解郁，宣发少阳气机；姜半夏燥湿化痰，消痞散结；黄芩清热泻火，燥湿解毒；党参安神补血；龙骨、牡蛎重镇安神；甘草、生姜、大枣，补脾益气，调和诸药。

患者服用上方3剂，针1次后，头痛止，头晕减轻。继续服用上方6剂，针3次而病愈。

2.*痰湿壅阻型* 头晕眼花，心悸，胸闷恶心，呕吐痰涎，胸胁支满，食少多寐。舌苔白腻，脉濡滑。

病案：

刘某，女，38岁。2019年4月就诊于北京中医药大学国医堂。

患者面色㿠白，形体肥胖，头晕目眩，胸闷，触诊脘腹胀满，大便溏薄，四肢无力。舌质淡，苔水滑，脉滑沉。

病机：中阳不振，痰阻清窍。

治法：温阳化饮，健脾利湿。

水针刀治疗：a 针取 C2 棘突，b 针取 C1 横突后结节，c 针取枕腱弓筋结点；配合筋骨针行间透太冲、液门透中渚、风池透玉枕、丰隆。

太冲为足厥阴肝经之原穴，功能疏肝、解郁、清热，泻肝气之横犯，主治气逆胸满胁痛。中渚为手少阳三焦经输穴，所注为输，可调畅三焦气机以通利水道。风池为足少阳经与阳维脉之会，可令少阳之邪转枢于太阳而外解。足阳明经之络穴丰隆，运中土而化痰浊。诸穴合用，共奏疏肝通络、行气通窍、健脾利湿之功。

处方：苓桂术甘汤合泽泻汤。茯苓 30g，桂枝 12g，白术 15g，泽泻 10g，姜半夏 15g，怀牛膝 10g，炙甘草 9g。

方解：茯苓味甘、淡，性平，渗湿利水，健脾和胃，宁心安神；桂枝散寒解表，温通经脉，通阳化气；白术健脾益气，燥湿利水，固表止汗；泽泻利水消肿；姜半夏健脾燥湿祛痰；怀牛膝利湿通淋；炙甘草补脾益气，清热解毒，祛痰止咳，缓急止痛，调和诸药。诸药合用，温阳健脾以化饮，淡渗利湿以平冲。全方温而不燥，利而不峻，标本兼顾，配伍严谨，为治疗痰饮病之和剂。

患者服药 3 剂，针 1 次，眩晕明显减轻。因方药对证，继续服用 6 剂，针 5 次而病愈。随访半年无复发。

第三节 颈–横突综合征

【概述】

颈–横突综合征可归属于中医学"项痹""眩晕"范畴，多由于风寒湿邪侵袭、慢性劳损等，致使筋结形成，经筋不通，气血不能上承于头面，出现疼痛眩晕、耳鸣等症状。颈–横突综合征属于骨伤科的常见病、多发病。第 1 颈椎横突附着的肌肉、韧带、筋膜结构复杂，神经、血管密集，头颈部在频繁的前屈后仰、左右侧弯活动中，容易造成损伤，引起头颈部疼痛、眩晕、视力障碍等一系列临床综合征。

【病因病理】

由于颈–横突是寰枕关节与寰枢关节的重要部位，其长度是其他颈椎横突的三倍多，上方附着的肌肉、筋膜、韧带结构非常复杂，因此颈–横突对头颅的稳定，以及寰枕关节、寰枢关节的动静态平衡起着决定性作用。当头颈前屈后仰、左右旋转时，颈–横突受到附着其上的椎枕肌及颈部携带肌等多个肌肉、筋膜的牵拉，若反复牵拉或突然遭受暴力，则易造成寰枕关节、寰枢关节错位，导致颈–横突移位，引起枕部神经、血管受损，出现临床症状。

过度疲劳、睡眠姿势不良、感受风寒暑湿邪气等，常可引起寰枕关节和寰枢关节周围肌肉、筋膜的挛缩，致使局部血液循环障碍，出现无菌性炎性物质，造成水肿、钙化、粘连等，刺激并压迫其周围的枕大神经、枕小神经、耳大神经等，出现头痛、头晕。另外，由于椎动脉在颈－横突上有两个呈90℃的弯曲环线，当局部炎症刺激导致充血、水肿，或颈－横突旋转移位时，可使椎动脉痉挛而致血流减少，导致椎－基底动脉供血不足，出现脑缺血现象。此外，颈－横突旋转移位，或局部充血、水肿，或炎性物质刺激等，可刺激或牵拉交感神经、副神经、迷走神经，引起神经功能紊乱症状。

【临床表现与检查】

1. **临床表现** 本病多发生于长期伏案工作与头颈体位不正者，受累神经不同，其临床表现也不同。

（1）枕大神经受累：主要表现为后枕部疼痛，伴有头部及前额部疼痛（放射痛）。

（2）枕小神经受累：主要表现为后枕部疼痛，向颞部放射。

（3）耳大神经受累：主要表现为耳郭周围疼痛，语言功能障碍。

（4）副神经受累：主要表现为一侧肌肉功能障碍。检查时注意肌肉有无萎缩，让患者做耸肩及转头运动，比较两侧肌力。副神经受损时，出现一侧肌力下降或者肌肉萎缩。

（5）迷走神经受累：迷走神经是脑神经中行程最长、分布范围最广的神经，因其分支较多，故症状也各异。部分患者表现为咽喉部不适，有异物感，称为颈咽综合征；部分患者表现为心悸心慌、心律不齐等症状，称为颈源性心脏病。

（6）椎动脉受累：主要表现为头痛，仰视转颈时出现眩晕、视力障碍等小脑部缺血等症状。

2. **X线检查** 张口位片可见寰枕关节间隙左右不等，寰枕侧块左右不等；侧位片可见寰枕间隙变窄（图7-3）。

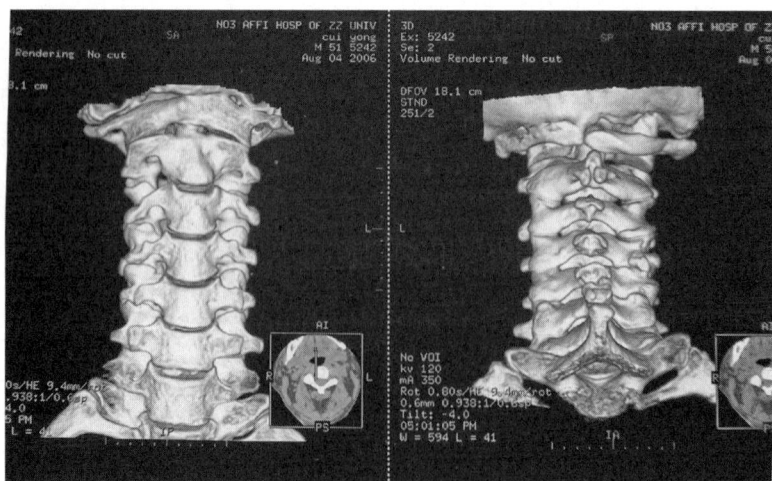

图7-3　颈椎结构三维造影图

【治则治法】

松解筋结，分离粘连，活血通络，化瘀止痛。

【治疗步骤】

1. **松解液**　晕痛宁松解液 6～9mL。
2. **针具**　扁圆刃水针刀。
3. **针法**　筋膜弹拨松筋法、筋孔旋转松筋法。
4. **体位**　患者取俯卧位，头颈向患侧转动 45°。
5. **操作步骤**　按水针刀疗法"一明二严三选择"的操作规程，三针法定位，局部皮肤常规消毒后，戴无菌手套，铺无菌洞巾，具体操作如下（图 7-4）：

a 针：C1 横突尖端处。左手按压到 C1 横突后，右手持水针刀，垂直略向内快速进针，逐层松解，逐层分离，当针下有骨性感时，表明到达 C1 横突尖端，回抽无血后，行筋孔旋转松解法，松解 3～6 针，忌提插及横切，每点旋转注射晕痛宁松解液 1～2mL，治疗后出针，创可贴贴敷。

b 针：枕腱弓压痛点。该点为头上斜肌与头下斜肌筋膜结节处，用水针刀快速纵向进针达筋膜层，用筋膜弹拨松筋法，松解 3～6 针，回抽无血，注入松解液 1mL，快速出针，贴创可贴。

c 针：C2 棘突。快速纵向进针达 C2 棘突筋膜层，应用筋膜弹拨松筋法，向棘突两侧松解椎枕肌、头下斜肌筋结点 3～6 针，回抽无血，注入松解液 2mL，快速出针，贴创可贴。

每周治疗 1～2 次，2～3 周为 1 个疗程。

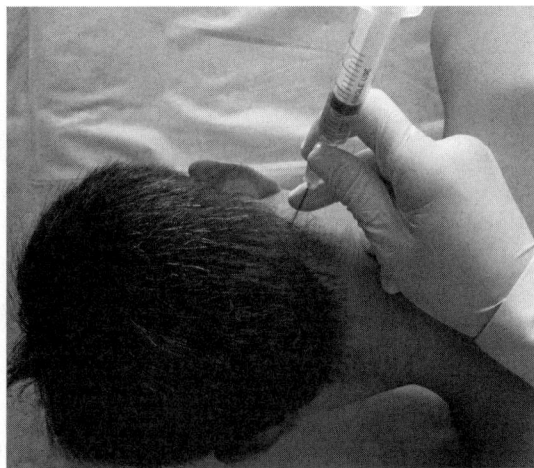

图 7-4　颈 - 横突综合征入路图

后枕部顽固性疼痛的患者，可选用微型筋骨针，在小指关节尺侧筋膜点少溪次，采用筋膜弹拨松筋法治疗。

【手法治疗】

筋膜弹拨分离术：先用三指动静触诊法查找阳性点，患者取稍低头坐位，术者立于患者侧位，左手固定患者头顶部，右手手指指腹紧贴枕筋膜区域，运用腕力，沉肩垂肘，由上到下，由内到外，由轻到重，进行搜索性弹拨，阳性点可做重点施术。

【注意事项】

1. 治疗中禁止提插切割，避免损伤椎动脉及周围神经。

2. 手法复位时不宜用力过猛。

【典型病案】

孟某，女，26岁，河南邓州市桑庄镇湖堰村人，于2023年9月28日就诊。

病史：颈部不适，左侧枕部、颞部疼痛，头晕两年余，伴有耳聋、耳鸣，劳累后加重。患者曾在自己家诊所治疗，疗效不佳，经当地医院应用针灸、中西药治疗，效果不明显，遂来南阳福远堂中医院就诊。触诊：按压左侧第1颈椎横突尖端，触及条索状结节，有压痛、弹拨痛伴弹响声，疼痛向左颞部及左耳郭周围放射。颈椎X线检查：正位片示颈椎上段寰枕关节、第2颈椎棘突韧带钙化；侧位片示寰枕间隙小于6mm。

诊断：第1颈椎横突综合征伴颈源性耳聋、耳鸣。

水针刀治疗：应用筋骨针松解术治疗，选用扁圆刃水针刀于第1颈椎横突后结节进行浅切深转法治疗。

治疗当日，患者头颈症状即明显减轻。1周后行第2次治疗，所有症状消失。随访1年无复发。

第四节　第7颈椎棘突综合征

【概述】

第7颈椎棘突综合征属中医学"颈痹证"范畴，是颈椎下段的常见病、多发病。本病是介于骨伤病与脊柱相关病之间的一类综合征。西医学又称其为亚健康综合征。

【病因病理】

1. 颈部频繁前屈后仰，或过度低头伏案工作、睡眠姿势不良，使附着在第7颈椎棘突的项韧带受到牵拉，造成项韧带损伤钙化，引起局部结节，出现临床证候群。

2. 颈部过度旋转，或睡姿不良，引起头夹肌损伤，肌肉挛缩，导致第7颈椎棘突周围软组织形成结节而出现症状。

【临床表现与检查】

1.**临床表现**　本病在脊柱相关病中很常见，受累的组织、神经、血管不同，其临床症状也不同。

（1）第7颈椎棘突周围的软组织损伤、增生、钙化后，首先出现颈部软组织损伤综合征，如颈胸关节周围酸胀、沉痛、不适，或颈胸关节活动受限。

（2）第7颈椎棘突周围筋膜受损、小关节紊乱后，颈椎中下段的星状神经节受累，可引起烦躁、易怒、失眠多梦、疲乏无力、颈源性血压不稳、颈源性血糖不稳、慢性疲劳综合征。

（3）颈椎中下段的椎前筋膜受损后，不仅可引起颈下神经节受累，而且可刺激迷走神经，使支配心脏的电生理线路受损，从而引起类似冠心病的综合征，如胸闷、憋气、心前区不适或心律不齐等，临床上称为颈源性心脏病或类冠心病。

（4）副神经受累时主要表现为一侧肌肉功能障碍，检查时注意肌肉有无萎缩，嘱患者做耸肩及转头运动，比较两侧肌力。副神经受损时，可出现一侧肌力下降，或肌肉萎缩。

2.**X线检查**　正位片示颈椎棘突肥大、棘突偏歪和椎体间隙不等；侧位片示项韧带钙化，钩椎关节增生，后纵韧带钙化等。

【治则治法】

松解筋结，分离粘连，活血化瘀，舒筋止痛。

【治疗步骤】

1.**松解液**　软损宁松解液5～10mL。

2.**针具**　扁圆刃水针刀。

3.**针法**　筋膜扇形松筋法。

4.**体位**　俯卧位。

5.**操作步骤**　按"一明二严三选择"的操作规程，水针刀三针法定位，局部皮肤常规消毒后，戴无菌手套，铺无菌洞巾，具体操作如下（图7-5）：

a针：第7颈椎棘突。用扁圆刃水针刀，快速纵向进针，透皮后逐层弹拨分离，达第7颈椎棘突韧带层，运用筋膜扇形松筋法，向棘突两侧方各扇形松解3～6针，同时在C6～C7关节囊、C7～T1关节囊扇形松解3针。当针下有松动感时，回抽无血，旋转注药2mL，快速出针，创可贴贴敷。

b针、c针：双侧肩胛骨内上角内缘。选用扁圆刃水针刀，于第2胸椎棘突旁开6～6.5cm处，以45°向外下方进针，透皮后应用筋膜扇形松筋法，松解肩胛内上角周围的筋膜结节点。当针下有松动感时，回抽无血，旋转注药3mL，快速出针，创可贴贴敷。

术后局部重新消毒，行放血疗法，注射医用三氧。每周治疗2～3次，3～5周为1个疗程。

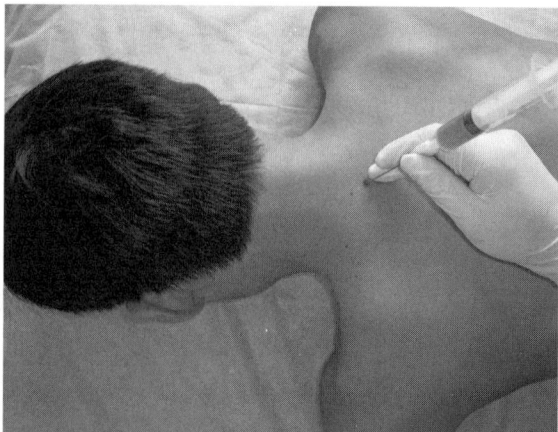

图 7-5 第 7 颈椎棘突综合征入路图

【手法治疗】

患者取俯卧位，术者先用三指动静触诊法查找阳性点，充分松解颈胸筋膜、项韧带、头夹肌、肩胛提肌等椎周软组织，做好整脊复位准备。以第 7 颈椎棘突偏右、第 1 胸椎棘突偏左为例：治疗床床头放一薄枕，嘱患者俯卧在治疗床上，头转向右侧，使第 7 颈椎棘突转向左侧，双手自然分开放于治疗床两侧。术者立于床头，右手掌根按于第 7 颈椎棘突右侧，左手掌根豌豆骨按于第 1 胸椎棘突左方，令患者做深呼吸，呼气末，术者双手同时用力冲击下按。由于术者双手用力方向不同，对错位椎体棘突有旋转冲压作用，能使旋转错位和后突关节复位。

【注意事项】

1. 术前做中药热敷或蜡疗，术后以中频照射，每日 1 次，每次 10 ～ 30 分钟。
2. 治疗中严格无菌操作，避免损伤神经、血管。
3. 在第 7 颈椎棘突下缘关节囊外侧方进针时，避免进针过深，防止出现气胸。

【典型病案】

黄某，男，39 岁，河南安阳人。2023 年 6 月 9 日于北京中医药大学国医堂就诊。

病史：颈部不适 10 年余，伴颈背部僵硬、困痛，右肩部沉痛 1 年余，加重 3 个月。患者平时胸闷、心悸心慌，血压不稳定，症状于劳累后加重。当地医院诊断为隐匿性冠心病，应用针灸、中西药物治疗，疗效不佳，遂来南阳福远堂中医院就诊。触诊：第 7 颈椎棘突周围、肩胛内上角、颈夹肌可触及条索状筋结及压痛，伴弹拨痛及弹响声，疼痛向右上肢放射。颈椎 X 线检查：正位片示颈椎棘突偏歪，第 7 颈椎棘突向左明显偏歪；侧位片示颈椎曲度变直，项韧带钙化。诊断：第 7 颈椎棘突综合征合并颈源性心脏病。

水针刀治疗：应用水针刀松解术，松解第 7 颈椎棘突周围的筋膜结节，以及第 6、第 7 颈椎双侧关节囊。

治疗 2 次后，患者颈部症状及心脏症状减轻。巩固治疗 1 次，症状完全消失。随访半年无复发。

第五节　颈型颈椎病

【概述】

颈型颈椎病属中医学"颈痹证"范畴，多由感受风寒湿邪、卧姿不当，以及颈肌劳损、过度疲劳等，造成颈椎间盘、棘突间关节及肌肉、韧带等劳损，引起颈部疼痛、僵硬不适、活动受限等一系列综合征。本病是骨伤科中的常见病、多发病，发病率高，多见于长期伏案工作的人群。

【病因病理】

1. 静态失衡

（1）静力性肌损伤：长期伏案工作、夜间高枕等因素使颈后群肌肉长期处于牵张状态，软组织受到牵拉挤压，导致局部血运障碍，引起静力性损伤。

（2）寒冷刺激：长期受寒冷刺激，椎周肌筋膜痉挛收缩，从而导致局部软组织血运障碍，引起临床症状。

2. 动态失衡　多见于颈部挥鞭性损伤，如坐车颠簸、颈部急性扭伤、撞击伤等均可造成颈部软组织散在出血、炎性浸润、机化、粘连，形成软组织结节，导致周围的血管神经束受损，从而出现临床症状。

【临床表现与检查】

1. 临床表现

（1）多见于长期伏案工作者，体位不正的人群高发。

（2）主要表现为颈部疼痛、僵硬不适和活动受限三大症状。

（3）症状严重者伴有军人立正姿（颈部不能转动）。

（4）动静触诊：①患节棘突压痛；②患节横突压痛；③肩胛骨内上角出现压痛、筋膜结节，弹拨时伴有弹响声。

（5）屈颈压顶试验阳性。

2. X 线检查　正位片大部分患者为阴性，无增生退变征；侧位片部分患者出现曲度变直，严重者出现"反弓征"阳性。

【治则治法】

松解筋结，分离粘连，活血化瘀，解除压迫。

【治疗步骤】

1. **松解液** 软损宁松解液 6～9mL。

2. **针具** 扁圆刃水针刀。

3. **针法** 筋膜弹拨松筋法、筋膜扇形松筋法、筋孔旋转松筋法。

4. **体位** 俯卧位。

5. **操作步骤** 按"一明二严三选择"的操作规程，结合 X 线片所示，水针刀三针法定位，皮肤常规消毒，戴无菌手套，铺无菌洞巾，具体操作如下（图 7-6）：

a 针：患节棘突点。在患节棘突压痛点快速纵向进针，按筋膜弹拨松筋法逐层松解筋膜结节，达棘突后向两侧以筋膜扇形松筋法分离 3 针，回抽无血，旋转注药 1mL，快速出针，贴创可贴。

b 针：患节横突后结节。在棘间旁开 3～3.5cm，快速纵向进针，按筋孔旋转松筋法，逐层松解分离筋结 3～6 针，回抽无血，注药 1～2mL，快速出针，贴创可贴。

c 针：肩胛内上角。在第 2 胸椎棘突旁开 6cm 左右，呈 45° 向外下角斜行进针达筋膜层，应用筋膜扇形法分离 3～6 针，回抽无血，注药 1～2mL，快速出针，贴创可贴。

每周治疗 2～3 次，3～5 周为 1 个疗程。

椎周软组织结节较大、疼痛严重的患者，水针刀松解后，可抽取中浓度医用三氧 5～10mL，按三

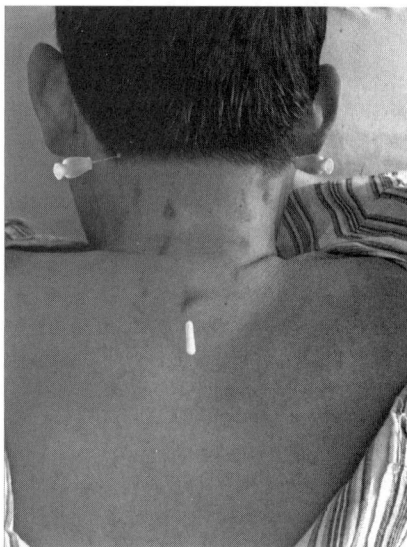

图 7-6 颈型颈椎病入路图

氧操作规则注入病变点，快速出针，贴创可贴，反复按揉，让患者卧床休息 10 分钟。

术后可配合口服非甾体抗炎药，以消除无菌性炎症；牵引疗法，重量为 3～5kg，牵引 10～15 分钟，以患者耐受为宜。每周治疗 2～3 次，3～5 周为 1 个疗程。

【典型病案】

1. **太阳风寒阻络型** 患者颈肩臂疼痛之处为太阳经筋、阳明经筋循行路线。风寒之邪客其经筋，经络痹阻不通，则局部疼痛不适。临床可见发热、恶寒，头痛，项背强几几，无汗。舌淡，苔白，脉浮紧。

病案

唐某，男，45 岁，北京大兴建筑工人。

因长期室外劳动引起颈椎病，曾多处求诊，服中西药疗效不佳，于 2018 年 6 月到北京中医药大学国医堂求治。患者项背强痛，头不能前屈后仰侧转。颈部触诊：C5、C6、C7 太阳经筋触诊压痛明显，有条索筋结。上肢尺侧腕伸肌、太阳经筋区疼痛，向无名指、

小指放射。无汗。舌淡苔白，脉浮紧。

病机：风寒侵袭，痹阻经络。

治法：祛风散寒，通络止痛。

水针刀治疗：a 针取患节棘突压痛点；b 针取患节横突后结节，棘间旁开 3～3.5cm；c 针取肩胛内上角，第 2 胸椎棘突旁开 6cm 左右。配合筋骨针手阳关三针前谷透后溪、液门透中渚、三间透合谷，颈阳关三针，以及督脉经筋、太阳经筋、华佗夹脊松筋治疗。

处方：葛根汤。葛根 60g，桂枝 15g，麻黄 9g，芍药 30g，细辛 6g，生姜 9 片，炙甘草 30g，大枣 12 枚。以水 1000mL，煮取 300mL，去滓，温服 100mL。覆被取汗。

《伤寒论》曰："太阳病，项背强几几，无汗恶风，葛根汤主之。""项背强几几"指颈背部由于风寒湿邪侵袭、慢性劳损，导致肌肉筋膜变硬，引起颈部沉痛，僵硬不适，活动受限。伤寒太阳经之项背强几几，临床上可见于各种类型的颈椎病、项背部肌筋膜炎、腰背部肌筋膜炎、风湿痹证等，可用麻黄汤去杏仁加葛根组成葛根汤治疗，容易出汗者，用桂枝葛根汤。

方解：本方适用于太阳表寒兼经输不利表实证，发热，恶风无汗，头项强痛，脉浮。其主症为"项背强几几"，无麻黄汤证之"喘"，故不用杏仁，"几几"为风寒循经侵袭较深，且筋脉失于津液所濡养，故以葛根发汗解肌，滋筋脉而舒拘急，芍药、甘草、大枣酸甘化阴以生津，合麻黄以发汗解肌。

针刺治疗 2 次，服药 3 剂后，患者颈肩臂疼痛明显减轻。第 2 次治疗时，中药处方中麻黄量减为 6g，加炒苍术 10g，服 3 剂。针刺 3 次，颈阳关外贴吴氏痛痹散，以固其本而痊愈。随访半年无复发。

2. **太阳筋伤型**　多见于颈项部长期慢性损伤，导致太阳经筋、督脉经筋受阻。病在太阳表示邪气刚刚进入人体，阳气尚未受到严重损伤，属于正邪交争初期。颈枕部沉痛，向颠顶放射，伴有颈部僵硬，痛连肩背。舌淡红，苔薄白，脉弦紧。

病案

张某，男，49 岁。2019 年 7 月于北京中医药大学国医堂就诊。

患者头部疼痛 1 年，加重 1 个月。头痛以颈枕部为主，向颠顶放射，伴有颈部僵硬，痛连肩背。触诊：颈枕部太阳经筋结节明显。舌淡红、苔薄白，脉弦紧。

病机：太阳经筋痹阻。

治法：疏利太阳经筋，通络止痛。

水针刀治疗：a 针取患节棘突压痛点；b 针取患节横突后结节，棘间旁开 3～3.5cm；c 针取肩胛内上角，第 2 胸椎棘突旁开 6cm 左右。配合筋骨针颈阳关三针肩中俞透大椎，手阳关三针前谷透后溪、三间透合谷、液门透中渚。

肩中俞透大椎，疏通太阳经督脉关；前谷透后溪，开太阳经督脉第一关，疏通经络，温经散寒，治头项强痛，筋痛不得屈伸；液门透中渚，打开少阳关；三间透合谷，打开阳明关。

处方：当归桂枝葛根汤加减。葛根 60g，桂枝 15g，麻黄 9g，当归 10g，赤芍 30g，细辛 6g，姜黄 30g，甘草 9g，生姜 9 片，红枣 12 枚（擘）。3 剂，水煎服，每日 1 剂，早晚分服。

方解：葛根汤由麻黄汤演变而成。麻黄汤是开鬼门第一方，邪在表者汗而发之、在筋者温而润之，为治疗太阳经的典范。葛根解肌退热，止渴生津而滋润经筋，善治项背强几几。麻黄发汗解表，祛风寒之邪，温阳化湿行水。桂枝温阳化气，善走四肢末端，治三阳风湿痹证。痹证治法，腰背以上汗而发之，以祛风除湿为主，腰背部以下利而排之，利水除湿，排而泄之以祛痹。姜黄通经止痛。细辛解表散寒，祛风通窍止痛。甘草调和诸药。生姜、大枣调和营卫。

针刺 2 次，服药 3 剂，患者颈肩臂疼痛明显减轻。上方加炒苍术 10g，服 6 剂，筋骨针松解治疗 3 次，颈阳关外贴吴氏痛痹散以固其本，最终病愈。随访半年无复发。

【注意事项】

术前做中药热敷或蜡疗，术后以中频照射，每日 1 次，每次 10～30 分钟。

第六节　头夹肌损伤

【概述】

头夹肌损伤是临床常见疾病，可归属于中医学"颈痹证"范畴。其主要症状为头项僵硬、疼痛、沉重，多发生在第 7 颈椎棘突周围，引起筋膜结节，形成圆形隆起，俗称"扁担疙瘩"。本病临床上易误诊为"颈椎病"。

【病因病理】

长期伏案工作或过度转头、转颈，容易使头夹肌附着点处损伤，发生散在出血、机化、粘连、炎性刺激，形成软组织肌筋膜结节。头夹肌上面有斜方肌、背阔肌，下面有竖脊肌，是使头部后仰的主要肌肉。头颈部的活动以第 1 胸椎为支点，而第 1 胸椎本身活动幅度较小。头颈部在做频繁大幅度的活动时，第 7 颈椎棘突成为应力的中心。因此，头夹肌在第 7 颈椎的附着处极易受损。

【临床表现与检查】

1.临床表现

（1）有急性损伤史或慢性劳损史。

（2）第 7 颈椎棘突处或枕骨上项线单侧或双侧有疼痛或不适感。

（3）第 7 颈椎棘突处可见隆起，有轻度压痛，颈部两侧亦有肿胀表现。

（4）用手掌压住项部使患者低头，再令其努力抬头，后伸颈部，引起疼痛加剧。

2.X 线检查　第 7 颈椎棘突周围显示有钙化灶。

【治则治法】

松解筋结，分离粘连，活血消肿，化瘀止痛。

【治疗步骤】

1. **松解液** 软损宁松解液 6～9mL。
2. **针具** 扁圆刃水针刀。
3. **针法** 筋膜弹拨松筋法。
4. **体位** 俯卧位。
5. **操作步骤** 按"一明二严三选择"的操作规程，局部皮肤常规消毒后，水针刀三针法定位，戴无菌手套，铺无菌洞巾，具体操作如下（图7-7）：

a针：第7颈椎棘突。选用扁圆刃水针刀，快速进针，逐层分离筋膜结节，向两侧行筋膜弹拨松筋法，松解3～6针，回抽无血，注射松解液1～2mL，快速出针，贴创可贴。

b针、c针：双侧颞骨乳突后缘。选用扁圆刃水针刀，快速纵向进针，逐层松解分离筋膜结节，达颞骨乳突后缘，应用筋膜弹拨松筋法，松解3～6针，回抽无血，注射松解液2mL，快速出针，贴创可贴。

每周治疗2～3次，1～3周为1个疗程。

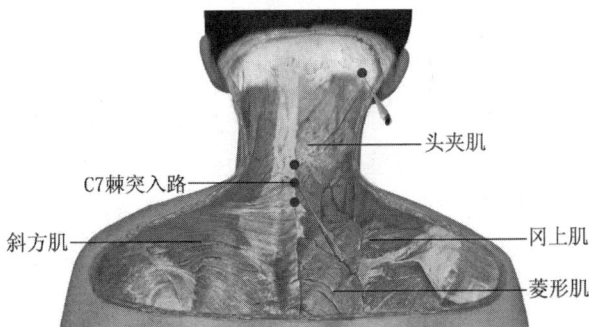

图7-7 头夹肌损伤进针示意图

【注意事项】

术前做中药热敷或蜡疗，术后以中频照射，每日1次，每次10～30分钟。

第七节 第2颈椎棘突综合征

【概述】

第2颈椎棘突综合征可归属于中医学"颈痹证"范畴，是颈椎上段的常见病、高发病、疑难病，以往骨伤科教材中未提及，属于中医微创治疗学中的一个创新课题。

本病是由于颈椎上段的颈椎关节急慢性软组织损伤、小关节错位，致使附着在第 2 颈椎棘突上端的项筋膜、项韧带、椎枕肌受损，从而刺激、压迫其周围的神经、血管，引起头颈部僵硬不适、酸胀沉痛。部分患者伴有头晕、头痛、失眠多梦、语言障碍等症状。临床中本病多被误诊为五官科及脑部疾病。

【病因病理】

1. 当颈部频繁左右旋转、过度低头伏案工作或睡眠姿势不良时，附着在第 2 颈椎棘突上的项韧带及项筋膜受到牵拉，造成项韧带损伤、钙化，局部结节，出现临床综合征。

2. 过度转头、转颈，头后大直肌与头下斜肌受到牵拉，引起损伤，肌肉挛缩，在第 2 颈椎棘突周围形成软组织筋膜结节，累及周围的神经血管束，出现临床症状。

3. 颈部过度疲劳或寒湿刺激，可导致颈胸筋膜劳损、增厚，使第 2 颈椎棘突周围的项筋膜、项韧带发生充血、水肿、炎症等，刺激第 2 颈椎棘突周围的枕下神经支，也可牵拉第 1 颈椎神经前支，使舌下运动神经节受刺激，引起颈源性语言障碍，临床可见颈源性头晕、头痛、舌体不灵活、语言障碍等症状。

【临床表现与检查】

1. **临床表现**　本病在脊柱相关疾病中常见，受累的组织、神经、血管不同，其临床症状也不同。

（1）第 2 颈椎棘突周围的软组织损伤、增生钙化后，首先出现颈部软组织损伤综合征，如第 2 颈椎棘突周围酸胀、沉痛、不适，或颈椎活动受限。

（2）第 2 颈椎棘突周围筋膜受损、小关节紊乱，累及颈椎中上段的星状神经节，可出现烦躁、易怒、失眠多梦、疲乏无力等症状。

（3）第 2 颈椎棘突过度肥大、偏歪，容易造成椎枕肌挛缩，导致椎动脉受损，临床容易出现视力障碍、转头转颈性眩晕、头痛等症状，部分患者伴有恶心、呕吐。

（4）触诊：按压第 2 颈椎棘突周围，可有椎棘突肥大或偏歪，临床中大部分向左侧偏歪，有压痛、结节，伴有响声。

2. **X 线检查**　正位片示颈椎棘突肥大、棘突偏歪，椎体间隙不等；侧位片示项韧带钙化、钩椎关节增生、后纵韧带钙化等；张口位片示齿突偏歪、寰枕间隙狭窄等。

【治则治法】

松解筋结，分离粘连，活血化瘀，舒筋止痛。

【治疗步骤】

1. **松解液**　软损宁松解液 6 ～ 9mL。
2. **针具**　扁圆刃水针刀。
3. **针法**　筋膜弹拨松筋法、筋孔旋转松筋法。

4. **体位** 俯卧位。

5. **操作步骤** 按"一明二严三选择"的操作规程，水针刀三针法定位，局部皮肤常规消毒后，戴无菌手套，铺无菌洞巾，具体操作如下（图7-8）：

a针：第2颈椎棘突。快速纵向进针，透皮后逐层松解筋膜结节，达第2颈椎棘突韧带层，向棘突两侧按筋膜弹拨松筋法分离3针，回抽无血，注射松解液1～2mL，快速出针，贴创可贴。

b针：第1颈椎横突，位于颞骨乳突后下方1.5cm处。快速纵向进针，透皮后逐层松解筋膜结节，达第1颈椎横突后，以筋孔旋转松筋法松解3针，回抽无血，注射松解液1～2mL，快速出针，贴创可贴。

c针：枕骨腱弓中点，位于枕骨两侧后下方中点，压痛、结节处。快速纵向进针，透皮后按筋膜弹拨松筋法逐层松解筋膜结节，达枕骨面后，可弹拨松解3针，回抽无血，注射松解液1～2mL，快速出针，贴创可贴。

每周治疗2～3次，3～5周为1个疗程。

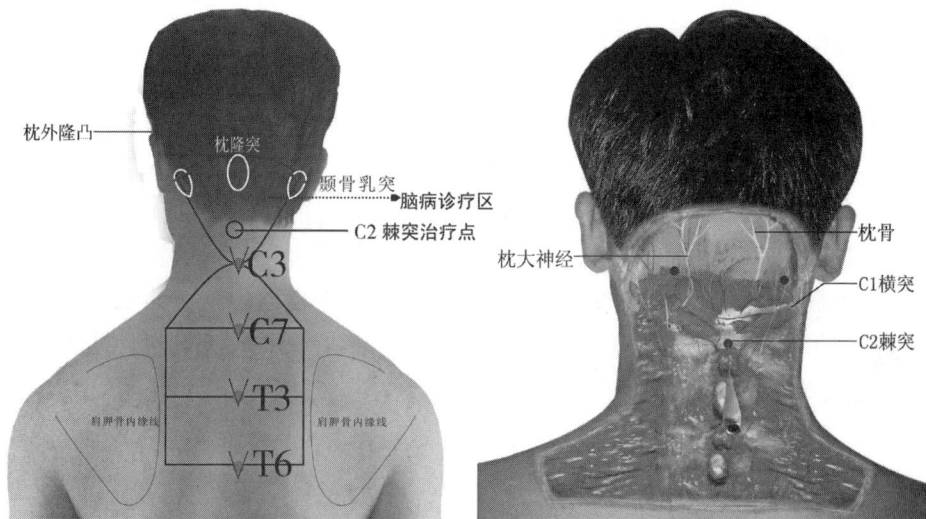

图7-8 颈二棘突综合征治疗示意图

【手法治疗】

动静整脊手法：嘱患者取坐位，术者先用三指动静触诊法查找阳性点，充分松解项筋膜、项韧带、椎枕肌，做好整脊复位准备。以第2颈椎棘突偏左为例：术者左手托住患者下颌骨，右手拇指顶住患者第2颈椎棘突，让患者头部轻轻旋后、旋上，然后术者轻轻向后上旋转、闪动复位。

【注意事项】

1. 术前做中药热敷或蜡疗，术后以中频照射，每日1次，每次10～30分钟。

2. 第2颈椎棘突上缘避免进针过深，防止损伤脊髓。

第八节　颈源性三叉神经痛

【概述】

颈源性三叉神经痛是颈椎上段寰枕关节半错位、小关节紊乱、枕筋膜挛缩，刺激压迫椎动脉，引起三叉神经脊髓束及脊髓核供血障碍（颈椎上段的小关节错位、软组织损伤使颈丛神经受到刺激压迫，而颈神经与支配面部的三叉神经交通支相联络），从而导致面部三叉神经因缺血而痉挛，产生牵涉性疼痛。

本病多见于40岁以上的中老年人，女性多于男性，常可累及头、鼻、牙龈、口唇，影响患者的工作、进食、休息，为久治不愈的一种常见顽固性疾病。

【病因病理】

三叉神经痛可分为原发性和继发性两种，原发性与患者遇风受寒、感染及牙齿疾患有关，继发性与肿瘤压迫、炎症外伤、血管畸形等有关。

有关三叉神经痛的发病理论很多，如病灶学说、缺血学说、遗传学说、病毒感染学说等，我们认为，椎体错位压迫三叉神经引起缺血缺氧而致疼痛是其主要原因。

椎动脉最大的分支直接供应三叉神经脊束核。颈椎错位后，刺激压迫颈后交感神经，引起动脉痉挛，管腔狭窄，血流量减少，造成三叉神经脊髓的囊及核供血不足，或椎动脉因椎体移位、骨刺，发生扭曲或受压，血流量减少，均可导致三叉神经痛。

损伤性颈椎病发生解剖位置的微细改变，即单（多）个椎体移位，引起局部急性无菌性炎症，或慢性组织发生变性、增生与粘连等组织形态学变化，刺激或压迫颈神经根。颈神经通过吻合支参与了三叉神经痛的发生。

【临床表现与检查】

1. 临床表现

（1）三叉神经分布区内反复发作短暂性剧烈、阵发性的疼痛，痛如刀割、针刺、火烧。

（2）大多数为单侧发病，少数患者可双侧发作。一般表现为面部突然发作呈闪电或短暂的阵发性烧灼刀割样剧痛，可发于三叉神经任何一支分布区域。

（3）本病发作无先兆，常因洗脸、刷牙、吃饭等触发，疼痛持续数秒至数分钟，间歇期则无症状。

（4）临床可根据以下几点进行诊断：①呈发作性剧痛，持续时间短，一般为数秒或2～3分钟。②疼痛局限于三叉神经分布区内，不超过三叉神经的分布范围。③颜面部有扳机点。④间歇期神经系统检查无阳性反应。

（5）脊柱三指触诊法：在寰枕间隙、枕腱弓中点下缘枕筋膜及椎枕肌附着点、第1颈椎横突后结节、第2颈椎棘突侧方后关节囊附近、颏孔及颌下部，可有压痛、结节等阳性改变。

2. X线检查　张口位片示寰椎位于口腔中央，寰齿侧间隙及寰枢关节间隙左右不对称，寰枢椎外侧缘或其关节面的内侧缘左右不对称，齿突轴线至枢椎双外侧缘间距不等；正位片示第2、第3颈椎棘突偏歪；侧位片示寰枢前间隙距离不大于3mm，寰椎后弓呈仰位、倾位、侧旋式错位。

【治则治法】

松解筋结，分离粘连，活血祛瘀，通络止痛。

【治疗步骤】

1. **松解液**　疼痛宁松解液6～9mL。
2. **针具**　扁圆刃水针刀。
3. **针法**　筋膜弹拨松筋法、筋孔旋转松筋法。
4. **体位**　坐位或俯卧位。
5. **操作步骤**　按"一明二严三选择"的操作规程，根据疼痛放射部位不同，灵活选取眶上孔、眶下孔或颏孔，皮肤常规消毒后，具体操作如下（图7-9）：

a针：双侧颞骨乳突向内下各1.5cm处。水针刀纵向进针，逐层松解筋膜结节，针下无阻力感，边进针边回抽，达第1颈椎横突筋孔，行旋转松筋法分离3～6针，注射松解液1mL，治疗后出针，创可贴贴敷。

b针：枕腱弓中点。水针刀纵向进针，按筋膜弹拨松筋法，逐层松解筋膜结节3～6针，回抽无血，旋转注药2～3mL，术后出针，创可贴贴敷。

c针：根据疼痛部位不同，选取三叉神经分支不同的出口。用扁圆刃水针刀进入孔内，旋转分离3针，回抽无血，注射松解液0.8～1mL，治疗后出针，贴创可贴。

每周治疗2～3次，3～5周为1个疗程。

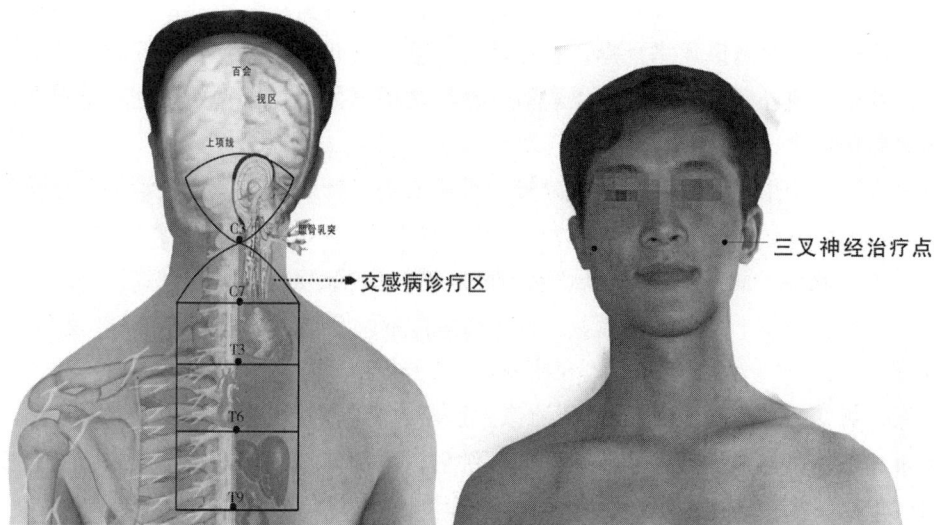

图7-9　颈源性三叉神经痛治疗示意图

　　病情顽固的患者，可做水针刀星状神经节旋转分离术，或选用微型筋骨针，在天枢次、合谷次、内庭次，按对应补偿原理行筋膜"十"字交叉叩刺法。每周治疗 2 ～ 3 次，3 ～ 5 周为 1 个疗程。

【典型病案】

　　1. **风寒外袭型**　症状常因天冷或感风寒而发作或加重，痛时面肌有紧缩感，呈阵发性、短暂抽搐样剧痛，局部喜热敷，口不渴。舌苔薄白或白滑，脉浮紧或沉迟。方拟麻黄附子细辛汤加减。

　　方歌：麻黄附子细辛汤，发表温经两法彰，若非表里相兼治，少阴反热何能康。

　　病案：

　　顾某，女，48 岁。2018 年 12 月于北京中医药大学国医堂就诊。

　　主诉：右侧面部疼痛 10 天，痛无休止，右面颊部疼痛，遇冷即发，得温痛减。舌淡，苔白，脉沉迟。

　　治法：祛风散寒，温经止痛。

　　水针刀治疗：a 针在双侧颧骨乳突向内下各 1.5cm 处纵向进针；b 针在枕腱弓中点纵向进针；c 针根据疼痛部位不同，选取三叉神经分支不同的出口进针。配合筋骨针手阳关三针、面部三针，以及地仓透颊车、下关透牵正、瞳子髎透太阳、翳风。

　　下关是足阳明胃经与足少阳胆经之交会穴，具有疏风活络、消肿止痛、通关利窍的作用。牵正、颊车、翳风可祛风清热、开关通络。太阳可通络止痛。

　　处方：麻黄附子细辛汤加减。麻黄 9g，桂枝 15g，白芍 15g，制附片 9g，细辛 9g，钩藤 15g，姜黄 15g，香白芷 15g，甘草 9g，生姜 7 片。

　　方解：麻黄辛温，解表退热，祛风散寒，为君药。附子入心、肾、脾经，回阳救逆，补火助阳，温络止痛，"为回阳救逆第一药"，治寒痹疼痛，为臣药。细辛归肺、肾二经，芳香通窍，温经散寒，通彻表里，善治各种痹痛，既助麻黄解表祛邪，又协附子温里散寒止痛，为佐药。钩藤息风通络止疼，香白芷通窍善治阳明经疼痛，甘草调和诸药。三药并用，补散兼施，使外感风寒之邪得以表散，在里之阳气得以维护，则阳虚外感可愈，而风寒外袭之面痛可止。

　　针刺 3 次，服用上方 6 剂，症状减轻。继服 6 剂，针刺 5 次，症状消失。随访半年无复发。

　　2. **胃火上攻型**　面颊呈阵发性剧痛，遇热诱发，痛如刀割，牙龈肿痛，烦躁不安，口渴口臭，喜饮，大便干结，小便赤黄，或有胃脘隐痛。舌质红，苔黄厚或腻，脉滑数。

　　病案：

　　孙某，男，62 岁。2021 年 3 月于北京中医药大学国医堂就诊。

　　主诉：左侧下齿痛 5 天，牵扯左侧面部肿痛，面部胡须稍碰即痛。烦躁不安，口渴咽痛，大便干结，小便黄。舌红，苔黄，脉滑数。

　　病机：胃火上攻。

治法：清胃泻火止痛。

水针刀治疗：a 针在双侧颞骨乳突向内下各 1.5cm 处纵向进针；b 针在枕腱弓中点纵向进针；c 针根据疼痛部位不同，选取三叉神经分支不同的出口进针。配合筋骨针的手阳关三针三间透合谷，上八邪透外劳宫，颊车透地仓，下关透牵正。

合谷为手阳明大肠经原穴，调畅气机，并可使经表之邪达外。上八邪祛风通络，清热解毒；下关是足阳明胃经与足少阳胆经之交会穴，具有疏风活络、消肿止痛、通关利窍的作用。牵正、颊车祛风清热，开关通络。

处方：白虎汤合大承气汤加减。知母 10g，石膏 36g，大黄 10g，枳实 10g，厚朴 10g，芒硝 30g，粳米 9g，姜黄 15g，细辛 6g，甘草 6g。

服上方 2 剂，针刺 3 次，症状减轻。上方大黄减为 5g，加石斛 10g，玉竹 10g，继服 6 剂，针刺 6 次，症状消失。随访半年无复发。

方解：白虎汤清阳明经热，承气汤泻阳明燥结。石膏解肌清热，除烦止渴；知母清热泻火，滋阴降火；大黄泻阳明燥结，通经脉而破癥瘕；枳实荡涤肠胃，通利水谷既迅且猛，任何大实、大热、大满，致塞而不利或闭而不通者，均得攻而克之；厚朴宽中下气，除满；芒硝咸寒，软坚破积；细辛温经通络而止痛；姜黄活血而止痛；粳米培土和中，分清泌浊，生津而止燥渴，利水而通热涩；甘草调和诸药。诸药合用，清胃泻火，通络止痛。

3. 肝火上炎型　患侧频发电击样疼痛，痛时面红目赤，烦躁易怒，怒则发作，胁肋作胀，口苦咽干，舌质红，苔黄腻，脉沉弦。如为虚火上炎，则抽搐剧痛，午后加重，颜红烦热，失眠健忘，舌红，少苔，脉细弦数。

病案：

鲍某，女，52 岁。2018 年 4 月于北京中医药大学国医堂就诊。

患者因工作熬夜引起右侧下牙疼痛，为阵发性跳痛，入睡困难，面红目赤，烦躁易怒，胁肋作胀，口苦咽干。经人介绍来诊，刻下神清，精神差，痛苦面容，牙齿无松动，右侧牙龈红肿，外周触痛明显。舌红，苔黄，脉细弦数。

病机：肝火上炎。

治法：泻肝降火止痛。

水针刀治疗：a 针于双侧颞骨乳突向内下各 1.5cm 纵向进针；b 针在枕腱弓中点纵向进针；c 针根据疼痛部位不同，选取三叉神经分支不同的出口进针。配合筋骨针的手阳关三针三间透合谷、前谷透后溪，足阳关三针内庭透陷谷、行间透太冲，面部三针颊车透地仓、下关透牵正。

合谷为手阳明大肠经原穴，调畅气机，并可使经表之邪达外。后溪为手太阳小肠经输穴，陷谷为足阳明胃经输穴，二穴能疏通经络气血的邪滞而两解表里。内庭为足阳明胃经之荥穴，荥主身热，且治郁烦；下关是足阳明胃经与足少阳胆经之交会穴，具有疏风活络、消肿止痛、通关利窍的作用。牵正、颊车可祛风清热、开关通络。

处方：大柴胡汤加泻肝汤。柴胡 15g，青皮 10g，黄芩 20g，酒炒龙胆草 10g，栀子

10g，泽泻 10g，车前子 20g，当归 10g，生地黄 15g，姜黄 10g，细辛 6g，甘草 9g。

方解：柴胡疏肝解郁；黄芩清热燥湿，清肝泻火；泽泻淡渗泄浊；龙胆草苦寒，善泻肝胆实火，燥湿；栀子苦寒降泄，泻三焦火，利尿除湿；车前子清热利尿，渗湿止泻，明目祛痰；生地黄滋阴凉血；当归活血养血，祛瘀止痛；姜黄通经止痛；细辛解表散寒，祛风通窍止痛；甘草调和诸药。

服上方 3 剂，针刺 2 次，症状减轻。继服 6 剂，针刺 3 次，症状消失。随访半年无复发。

【注意事项】

1. 控制辛辣油腻食物的摄入，忌烟酒。
2. 注意锻炼身体，增强体质。

第九节　颈源性失眠

【概述】

失眠属中医学"不寐"范畴，以经常夜晚不能正常睡眠为典型症状，属于神志疾病。不寐在《黄帝内经》中称为"不得卧""目不眠"，认为是邪气客于脏腑，卫气行于阳，不能入阴所致。《素问·逆调论》云："胃不和则卧不安。"后世医家引申为凡脾胃不和，痰湿、食滞内扰，以致寐寝不安者均属于此类疾病。睡眠是一个复杂的生理现象。正常人每隔 24 小时有一个醒 - 睡周期，每个部分又可分为不同程度的意识水平阶段——觉醒中的兴奋、警惕和松弛状态。失眠是多种原因破坏了这个醒 - 睡周期，从而出现的一种临床症状。

颈源性失眠是由于颈部交感区 C4 ～ C7 小关节紊乱错位刺激颈部，损害了颈中交感神经节与星状神经节，引起大脑功能极度兴奋，从而出现的一种睡眠障碍综合征。临床主要表现为入睡困难、睡后易醒、醒后难以入睡，并伴有睡眠时多梦等。

【病因病理】

大脑的兴奋和抑制是一组互相制约的基本活动。兴奋活动过度可使皮质的神经细胞功能减弱，而抑制过程可使神经细胞恢复功能。正常情况下，大脑皮质经过相当时间的兴奋或一时过强的兴奋后，皮质的神经细胞处于疲劳状态中，可以引起抑制。抑制过程在大脑皮质中占优势时就开始扩散，当抑制过程扩散到整个大脑皮质及皮质下中枢时，就形成了睡眠。如果颈椎小关节错位或增生的骨赘直接压迫或刺激椎动脉、颈交感神经节，导致椎动脉痉挛，椎 - 基底动脉供血不足，则反射性地使大脑中枢的兴奋性增高或影响自主神经次高级中枢——下丘脑的功能而导致失眠。此外，颈部肌肉痉挛、僵硬，导致颈曲度改变，使颈部血管、神经、软组织受到牵拉或压迫，造成交感神经功能紊乱和血管痉挛，从而影响大脑的供血，脑内二氧化碳的浓度增高，从而使中枢兴奋性增强，导致失眠。

【临床表现与检查】

1. 临床表现

（1）多见于 40 岁左右的中青年人及长期伏案工作者。

（2）失眠、多梦、心情烦躁、易于冲动等。

（3）失眠与颈部姿势的改变有明显的关系。

（4）常有颈部活动障碍、局部疼痛、头晕头沉、胃纳不佳。

（5）有神经过敏、精神疲劳、记忆力减退、视力模糊等自主神经系统功能紊乱的症状。

（6）部分患者有头颈侧位姿。

（7）脊柱三指触诊法：颈部肌肉僵硬、活动受限，局部压痛或触痛。

2. X 线检查　颈椎中下段小关节错位或棘突偏歪，小关节双影、双边征，颈椎骨质增生，椎间盘突出或变性，韧带钙化或骨化，颈曲变直等。

3. 其他检查　肌电图检查或体外诱发电位检查可发现异常。

【治则治法】

松解筋结，活血通络，解除压迫，调节神经，宁心安神。

【治疗步骤】

1. 松解液　晕痛宁松解液 3～6mL。

2. 针具　埋线水针刀。

3. 针法　筋膜弹拨松筋法。

4. 体位　坐位或仰卧位。

5. 操作步骤　"按一明二严三选择"的操作规程，局部皮肤消毒后，戴无菌手套，铺无菌洞巾，具体操作如下（图 7-10）：

a 针：交感平衡区肌筋膜结节。水针刀于交感平衡区后关节囊，左右对称，纵向进针，按筋膜弹拨松筋法，逐层松解筋膜结节 3 针，回抽无血，注射松解液 1mL，术后出针，贴创可贴。

b 针：交感病对应诊疗区。水针刀于交感病对应诊疗区行星状神经节松解分离术，治疗后出针，创可贴贴敷。

c 针：左侧上内关、右侧下三阴交，交叉选取治疗点。按筋膜弹拨松筋法，弹拨 2～3 针，回抽无血，注入松解液 1～2mL，针下有松动感后留植蛋白线，治疗后出针，创可贴贴敷。

每 1～2 周治疗 1 次，3～5 次为 1 个疗程。

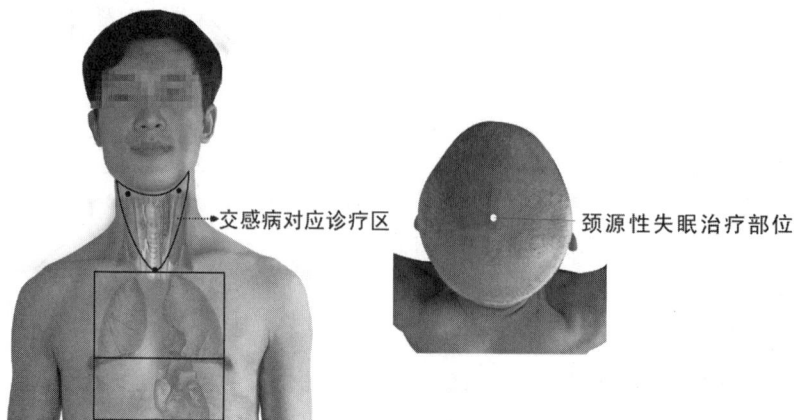

图 7-10　颈源性失眠治疗示意图

病情顽固的患者，选用微型筋骨针，可在中脘次、内关次、足三里次，按对应补偿原理以末端筋膜叩刺法交叉叩击。每周治疗 2～3 次，3～5 周为 1 个疗程。

【典型病案】

1. *心阳气虚型*　失眠多梦，畏寒怕冷，伴有心悸，气短乏力。舌淡，苔薄白，脉浮缓无力。

病案：

陈某，女，46 岁。2019 年 11 月于北京中医药大学国医堂就诊。

主诉：后颈部自汗，失眠多梦，3 年有余。伴有心悸，气短乏力。舌淡，苔薄白，脉浮缓无力。

病情分析：项部为太阳经脉所过，长期汗出系经气向上冲逆，阴汗损失，导致心阳浮越，阳不入阴，治疗应敛浮越之气。

病机：心阳浮越，心神不宁。

治法：温补心阳，潜阳安神。

水针刀治疗：a 针取交感平衡区肌筋膜结节，b 针取交感对应区，c 针取上肢心病治疗点；配合筋骨针，刺风池、安眠、神门、百会、安眠、太溪、申脉、照海。

"脑为元神之府"，而膀胱经"从颠入络脑"，故取膀胱经穴可益脑安神。临床常用穴为风池、安眠等，以及通阴跷脉、阳跷脉的八脉交会穴申脉和照海，引阴入阳，宁心安神。取足少阴肾经原穴太溪，与手少阴心经原穴神门，滋阴补肾，清热宁心，为交通心肾之法。

处方：桂枝甘草龙骨牡蛎汤。桂枝（去皮）15g，生龙骨 30g（先煎），生牡蛎 30g（先煎），合欢皮 15g，丹参 30g，酸枣仁 10g，炙甘草 20g，大枣 12 枚，生姜 7 片。

方解：《素问·阴阳应象大论》有"阴在内，阳之守也，阳在外，阴之使也"的记载。本案患者项部自汗，为心阳虚弱，阳不外固，故以桂枝甘草汤温补心阳以治本，加龙骨、牡蛎固涩止汗以治标。方中龙骨、牡蛎固涩潜阳，收敛浮越之心阳，安神止烦，为君药。龙骨性平味咸，入心、肝、肾、膀胱经，有补肝肾、潜阳安神的功效，在本方中用于重镇安神、收敛心阳浮越之气。牡蛎味咸性平，入肺、肾、膀胱经，生用补肾益精，强骨节，定神志，滋肾水，以济心火，治惊悸、失眠。桂枝辛温，能通三焦，会真元，达四肢机关。本方应用桂枝，助君火扶阳气，使心神出三焦，会真元，达四肢百骸，使阳气盛，气血畅，而心神自明。甘草味甘性温，兼有阴阳平和之性，具有攻补兼施之功，味甘养阳，以温复心阳，为臣佐。甘草用量倍于桂枝，因心阳浮越，用药宜缓，而不宜过于辛散。四者相合，潜敛温通浮越之阳以安神定志。酌加黄芪、丹参益气助阳，酸枣仁养心安神，白芍敛阴。全方可补益心阳，安神定悸。

服上方1剂，针刺2次，患者症状减轻。继以针刺5次，服上方5剂，症状基本消失。随访半年无复发。

2.心肾不交型　心烦不寐，入睡困难，心悸多梦，伴头晕耳鸣，腰膝酸软，潮热盗汗，五心烦热，咽干少津，男子遗精，女子月经不调。舌红少苔，脉细数。

病案：

张某，男，59岁，某杂志社编辑。2019年11月10日于北京中医药大学国医堂就诊。

患者患顽固性失眠2年，入夜心烦神乱，辗转反侧，不能成寐。因长期熬夜，为提神醒脑，常饮浓咖啡，习惯成自然，致入夜则精神兴奋不能入寐，昼则头目昏沉，萎靡不振。舌尖赤如杨梅，舌光红少苔，脉弦细数。

病机：少阴心肾水火不济，水亏火旺。

治法：滋少阴肾水上济心火，令坎离相济，心肾水火交融。

水针刀治疗：a 针取交感平衡区肌筋膜结节，b 针取交感对应区，c 针取上肢心病治疗点；配合筋骨针，刺神门、通里、风池、安眠、太溪、照海、申脉，以及太极针法（坎离位水火交融法）。

神门、通里主治神不入门，魂不守舍，有交通心肾之功。坎离位水火交融法，坎卦烧山火，离卦透天凉，同取可益阴潜阳，使水火相济。风池为足少阳经与阳维之会，配安眠可安神助眠。太溪为足少阴肾经之原穴，补肾阴而壮水。照海为足少阴肾经穴，滋补肾阴以壮生血之根。申脉为足太阳膀胱经穴，通阳跷脉，补阳益气。

处方：黄连阿胶鸡子黄汤加减。黄连6g，黄芩9g，阿胶15g（烊化），白芍10g，合欢皮15g，夜交藤10g，莲子心10g，鸡子黄2枚，炙甘草9g。

服上方3剂，针1次，患者能安然入睡，心神烦乱不发。续服3剂，针1次，不寐之疾从此而愈。

方解：失眠，《黄帝内经》谓之"不寐""不得卧"，成因有痰火上扰，或营卫阴阳不调，或心脾气血两虚，或心肾水火不交。本案患者入夜则心神烦乱，难以入寐，乃心火不能下交于肾水而独炎于上。陈士铎《辨证录》云："夜不能寐者，乃心不交于肾也……心原属火，过于热则火炎于上，而不能下交于肾。"思虑过度，暗耗心阴，致使心火翕然而动，不能下交于肾；阳用过极，则肾水难以上济心。患者又饮咖啡，助火伤阴，使火愈亢，阴愈亏。其舌尖赤如杨梅，舌光红无苔，脉细而数，乃一派火盛水亏之象，为心肾不交之证。治当滋其肾水，降其心火，方选仲景黄连阿胶鸡子黄汤加减。黄连、黄芩、莲子心上清心火；阿胶、鸡子黄滋养阴血。芍药一味，既能上协芩、连酸苦为阴以清火，又能酸甘化阴以助阴血，且下通于肾，以滋肾水。炙甘草调和诸药，以制连、芩之味苦。诸药配伍，以奏滋阴降火之功。合欢皮、夜交藤具有宁心安神、交通心肾之效，具有《难经》"泻南补北"之意。

使用本方时需注意两点：①舌脉特点：舌质红绛，或光绛无苔，甚则舌尖赤如杨梅，脉多细数或弦细数。②注意煎服方法：阿胶、鸡子黄两味，俱不能与他药混煎。阿胶烊化后兑入药汁中，待去渣之药汁稍冷再加入鸡子黄，搅拌均匀后服用。

3. 肝火扰心型　不寐多梦，甚则彻夜不眠，急躁易怒，伴头晕头胀，目赤耳鸣，口干而苦，不思饮食，便秘溲赤。舌红苔黄，脉弦而数。

病案1

郑某，女，53岁。2019年11月24日于北京中医药大学国医堂就诊。

患者近日因儿子婚事不遂而心烦不宁，坐立不安，整夜不能入寐。白昼则体肤作痛，甚则皮肉瞤动，胸胁苦满，口苦，头眩，周身乏力，小便涩赤，大便干结。舌绛，苔白腻，脉沉弦。

病机：厥阴肝郁化火，痰热扰心。

治法：疏肝清热，化痰安神。

水针刀治疗：a针取交感平衡区肌筋膜结节，b针取交感对应区，c针取上肢心病治疗点；配合筋骨针，刺神门透通里、行间透太冲、章门透大包、大陵透内关、太溪。

神门为心经之原穴，功能疏调血脉以宁心；通里为手少阴心经之络穴，又别走手太阳小肠经，针用补法可补心通阳，宁心安神。太冲为足厥阴肝经之输穴，亦是原穴，功能疏肝解郁降逆，取之治肝气之横犯。泻肝经荥穴行间，清热行郁，止渴除烦。大陵为手厥阴心包经之原穴，针之能疏调心气，通脉活血。内关为手厥阴心包经之络穴，别走手少阳三焦经，心包主脉所生病，三焦主气所生病，两经循行遍及整个胸腹腔，故凡五脏六腑之气滞血阻者，均可取内关开郁行滞，通脉活血。章门为脾之募穴，也是足厥阴肝经与足少阳胆经之会穴，功能疏调肝脾，清利肝胆，通络化瘀，调理三焦气机。太溪为足少阴肾经之原穴，补肾阴而壮水。

处方：柴胡龙骨牡蛎汤加减。柴胡15g，黄芩10g，姜半夏10g，栀子10g，青皮10g，云苓15g，百合10g，龙骨30g，牡蛎30g，炙甘草9g，生姜9片，大枣10枚。

针3次，服药6剂，患者心烦、口苦、头眩诸症减，每夜能睡4小时，唯觉皮肤热痛，二便少。舌苔白，脉沉。守方再进6剂，烦止寐安，诸症霍然。

方解：《灵枢·营卫生会》认为"气至阳而起，至阴而止"，"夜半而大会，万民皆卧，命曰合阴"，言人之寤寐与营卫气血阴阳的循环转运有关。阳入于阴则寐，阳出于阴则寤。今之不寐一证，多从心神论治，鲜从气机运转角度考虑。殊不知少阳为营卫气血阴阳运转之枢纽，喜条达，恶抑郁。若情志抑郁不遂，使少阳枢机不利，气机不达，则阳不入阴而导致不寐。热退痰化，则一身之气机通利，营卫气血相贯如环，阳入于阴，神敛于心肝，则人自寐也。方中柴胡疏肝清热，调畅气机。黄芩清热除烦。云苓、百合宁心安神，补益心气。龙骨、牡蛎重镇安神。半夏降逆化痰，调畅气机。甘草调和诸药。生姜、大枣调和营卫。

病案2

张某，女，46岁，房地产公司经理。2019年12月1日于北京中医药大学国医堂初诊。

主诉：失眠2个多月。

患者因房地产业不景气，2个多月前出现失眠，头晕目眩，烦躁易怒，颈部强硬疼痛不适，口苦、口干、口渴，纳差，出虚汗。舌淡红，苔微黄，脉弦细、关脉弦。

病机：少阳失疏，热蒙心神。

治法：疏解少阳，清热安神。

水针刀治疗：a针取交感平衡区肌筋膜结节，b针取交感对应区，c针取上肢心病治疗点；配合筋骨针，刺神门透通里、大陵透内关、行间透太冲、太溪透大钟，以及太极针法（坎离位水火交融法）。

神门透通里，主治神不入门，魂不守舍，有交通心肾之功。坎离位水火交融法，坎卦烧山火，离卦透天凉，同取可益阴潜阳，使水火相济；大陵为手厥阴心包经之原穴，心包为心之外围，代心受邪，心主血脉，而心包络主脉所生病，故针之能疏调心气，通脉活血。内关为手厥阴心包经之络穴，别走三焦经，心包主脉所生病，三焦主气所生病，两经循行遍及整个胸腹腔，故凡五脏六腑之气滞血阻者，均可取内关开郁行滞，通脉活血。太冲为足厥阴肝经之原穴，疏泄经气，宣导气血，调肝利胆。行间为足厥阴肝经荥穴，可增强疏肝解郁之效。太溪为足少阴肾经原穴，可补肾壮水以制热。大钟足少阴为肾经之络穴，滋阴降火，引热下行而敛心神。

处方：柴胡龙骨牡蛎汤加减。柴胡15g，黄芩20g，姜半夏15g，栀子10g，青皮10g，云苓15g，百合10g，龙骨30g，牡蛎30g，炙甘草9g，生姜9片，大枣12枚。6剂，每日1剂，分3次服。

方解：柴胡疏肝清热，调畅气机；黄芩清热除烦；茯神宁心安神，补益心气；龙骨、牡蛎重镇安神；半夏降逆化痰，调畅气机；知母养阴润燥；甘草调和诸药；生姜、大枣调和营卫。

服上方6剂，配合针刺3次，患者情绪明显好转，睡眠有所改善，但仍头昏蒙、颈部强痛。舌淡红、边有齿痕，苔黄滑，脉弦细滑。上方加葛根30g，继服6剂，针5次，痊愈。随访半年无复发。

【注意事项】

1.控制辛辣油腻食物的摄入，忌烟酒。

2.注意调畅情志。

第十节　颈源性血压异常

【概述】

颈源性血压异常是由于外伤、劳损、感受外邪、退变等原因，致颈间组织失稳、错位，或组织痉挛、炎症，直接或间接刺激颈交感神经、椎动脉，引起脑内缺血、血管舒缩及中枢功能紊乱，导致中枢性血压异常的一种疾病。

水针刀治疗颈源性血压异常，应用微创三针法分离颈椎中下段后关节囊，注射松解液，同时在交感对应区或下肢内分泌点分别留植蛋白线。

【局部解剖】

颈下神经节也称星状神经节，位于C6～C7与T1水平节段。其发出的灰交通支主要进入C6～C8神经，分支到颈总动脉，形成颈总动脉交感丛。有时灰交通支合并成一条椎神经与椎动脉伴行，参与形成椎动脉交感丛。颈交感神经的数个灰交通支可合并成心脏支，有的与迷走神经和分支相吻合，至心脏和动脉弓形成神经丛以支配心脏。颈交感神经受大脑皮质的调节。大脑皮质的自主神经中枢调节着自主神经的功能。下丘脑是自主神经系统皮质下的高级中枢，其前部为副交感神经中枢，后部为交感神经中枢。控制血管运动的低级中枢在延髓网状结构，较高级的中枢在丘脑下部，更高级的中枢在大脑皮质的边缘叶。中脑和延髓对自主神经也有调节作用。中脑对血压、心率、膀胱功能活动等都有影响。

【病因病理】

颈椎病损伤（尤其是上颈段病变）刺激颈交感神经节（尤其是颈上神经节和颈下神经节），使颈内动脉神经与椎动脉神经兴奋性增高，可导致丘脑下部的后部缩血管中枢与延髓外侧的加压区受到影响，并不断发出异常冲动，引起交感神经兴奋性增高，使血管平滑肌收缩性增强、心跳加快、冠状动脉舒张等，导致血压升高。相反，由于交感神经兴奋性降低，血流障碍，使脑部缺血，影响丘脑下前部的舒血管中枢与延髓内侧的减压区时，可导致血压下降。

颈椎病损伤发生下颈段C5～C6、C6～C7椎体移位或者发生椎周软组织损伤，形成炎性渗出、局部筋膜结节，则可引起上肢交感神经与血管功能障碍，导致外周性血压异常，常发生在一侧上肢，多为低血压。

【临床表现与检查】

1. 临床表现

（1）本病多发生于中老年人，少部分为青年人。

（2）颈部疼痛、酸胀或有异常感觉，活动时常有局部摩擦音。

（3）早期血压多呈波动性，其发作常与颈部劳累、损伤等因素有关，血压波动一般经2～3周可以缓解；中后期呈持续性高血压或低血压，多伴有交感神经功能紊乱的症状。严重时，由于交感神经痉挛致血管收缩，使椎动脉供血受阻，引起脑与脊髓缺血，可出现相应的症状。

（4）部分患者伴有视力障碍、自觉发热，有时出现长期低热，或肢体发凉、怕冷、麻木，心慌心悸，心律不齐，心动过速或过缓，胸闷，胸前区胀痛，胃肠蠕动增加或嗳气等。

（5）脊柱三指触诊法：颈部压痛，有肌筋膜结节，触到棘突或横突偏移等。

2. **X线检查** 可见颈椎中下段棘突偏歪，小关节双影、双边征。

3. **其他检查** 心电图检查、眼底检查、尿常规检查、血常规检查等，中后期可有异常改变。

【治则治法】

松解筋结，活血通络，解除压迫，调节神经，平衡脏腑。

【治疗步骤】

1. **松解液** 晕痛宁松解液3～6mL。

2. **针具** 扁圆刀水针刀，取3～5支稳压蛋白线装入无菌磁线水针刀备用。

3. **针法** 筋膜扇形松筋法、筋膜弹拨松筋法。

4. **体位** 坐位或俯卧位。

5. **操作步骤** 按"一明二严三选择"的操作规程，结合X线片或CT片所示，在颈椎中下段交感平衡区选取水针刀三针点，局部皮肤常规消毒后，戴无菌手套，铺无菌洞巾，具体操作如下（图7-11）：

a针、b针：C5～C6、C6～C7后关节囊，左右对称。水针刀纵向进针，按筋膜弹拨松筋法，逐层松解筋膜结节3针，回抽无血，旋转注射松解液2～3mL，治疗后出针，贴创可贴。

c针：C7棘突。水针刀纵向进针，逐层松解筋膜结节，达棘突尖端，左右各分离3针，回抽无血，扇形注射松解液2～3mL，术后出针，创可贴贴敷。

3～5天治疗1次，3次为1个疗程。

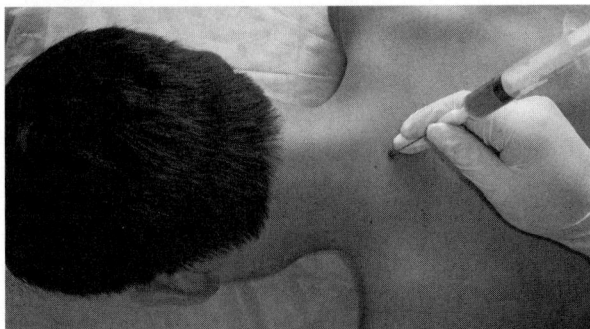

图7-11 颈源性血压异常治疗示意图

病情顽固的患者，选用微型筋骨针，可在内关次、肝俞次、中脘次，按对应补偿原理行末端筋膜叩刺法交叉叩击。每周治疗 2～3 次，3～5 周为 1 个疗程。

【手法治疗】

1. 动静整脊手法：根据临床检查及 X 线片，采用手法按摩及旋转复位法纠正错位之小关节，缓解肌肉痉挛，解除对血管、神经的压迫，以逐渐恢复其功能。

2. 根据脊柱三步定位诊断法，结合临床表现及影像学检查，找到颈段三突线偏歪的棘突与横突，采用颈椎成角分段侧扳法，使其恢复至原来位置。

【中药方剂】

除了上述疗法，本病临床还可以采用中药内服，以疏肝理气、息风解痉、活血通络、平衡脏腑为治法。方选天麻钩藤饮加减：天麻 10g，钩藤 9g，葛根 30g，丹参 30g，白芍 15g，怀牛膝 15g，麦冬 30g，珍珠母 30g，龙齿 30g，决明子 15g，郁金 10g，甘草 5g。每日 1 剂，水煎服。

【注意事项】

1. 去除低头诱因，适当休息 3～5 周。

2. 口服调整自主神经药。

3. 控制辛辣油腻食物的摄入，忌烟酒。

第八章　肩及上肢疾病

第一节　肩周炎

【概述】

　　肩周炎属于中医学的"漏肩风""肩痹证"等范畴，好发于50岁左右的中老年人，又称"五十肩"。其中女性发病率高于男性；左侧较右侧多见，双侧同时发病者少见。

　　本病主要与手三阳经筋、手太阴经筋关系密切。早期表现仅以疼痛为主，或仅有轻微隐痛或肩关节不适和束缚感，继则疼痛逐渐加重，夜间尤甚，常影响睡眠，肩关节活动也由部分受限逐渐发展至完全受限，最后形成"冻结状态"。

【病因病理】

　　1. **风寒湿邪侵袭**　患者发病前有明显风寒湿邪侵袭史，如居处潮湿、中风冒雨、睡卧露肩等。

　　2. **肩部活动减少**　本病多见于肩部活动较少的中年女性；颈椎病、上肢骨折、肩部软组织损伤等肩部活动受限者，常可继发肩周炎。

　　3. **肩部组织退行性改变**　如关节软骨、滑囊、腱鞘，以及肱二头肌长头腱均可出现不同程度的退行性改变。

　　4. **关节囊及周围软组织发生无菌性炎症**　炎症过程释放的介质造成血流动力学改变及浆液性渗出，渗出物的机化使肌腱与腱鞘及关节周围组织发生粘连，组织弹性降低，并最终导致关节挛缩，形成所谓的"肩凝"。

【临床表现与检查】

　　1. **临床表现**

　　（1）本病多见于50岁左右的中老年人。

　　（2）常有风寒湿邪侵袭史或外伤史。

（3）肩部疼痛及活动痛，夜间加重，可放射到手部，但无感觉异常。

（4）肩关节活动尤以上举、外展、内旋、外旋受限严重。

（5）喙突、小结节压痛明显；外侧方肱骨大结节、三角肌粗隆、盂下结节局部压痛伴条索状结节。

2. X 线检查　可见肩周软组织钙化性病灶。

【治则治法】

松解筋结，分离粘连，活血消肿，化瘀止痛，消除症状，恢复功能。

【治疗步骤】

1. **松解液**　软损宁松解液 6 ～ 9mL。

2. **针具**　扁圆刃水针刀。

3. **针法**　筋膜扇形松筋法、筋膜弹拨松筋法。

4. **体位**　坐位或俯卧位。

5. **操作步骤**　按"一明二严三选择"的操作规程，结合 X 线片所示，局部常规消毒，戴无菌手套，铺无菌洞巾，具体操作如下（图 8-1，图 8-2）：

a 针：肩前方入路点，喙突筋结点，位于锁骨的中外 1/3 下缘 2.5cm 处，为胸小肌、肱二头肌短头、喙肱肌、喙肱韧带、喙肩韧带、喙锁韧带附着点。该点主要解除肩关节的外展和外旋困难。水针刀与锁骨平行，斜向外上方快速进针，按筋膜弹拨松筋法，逐层松解分离筋膜结节，达喙突，行筋膜扇形松筋法，松解 3 ～ 6 针，回抽无血，注射松解液 2mL，快速出针，贴创可贴。

b 针：肩外侧方入路点，肱骨大结节，为小圆肌、冈上肌、冈下肌止点。该点主要解除肩关节上举困难。水针刀与上肢纵轴平行，斜向内下方快速进针，逐层松解分离，达肱骨大结节骨面，行筋膜扇形松筋法，向内下方松解 3 ～ 6 针，回抽无血，注射松解液 2mL，快速出针，贴创可贴。

c 针：肩后方入路点，盂下结节，为肱三头肌长头肌腱起点。该点主要解除肩关节向对方扳肩困难。水针刀与肩胛冈冈嵴平行，快速垂直进针，逐层松解分离，达盂下结节骨面，针刃紧贴盂下结节骨面，向内上方行筋膜扇形松筋法，松解 3 ～ 6 针，回抽无血，注射松解液 2mL，快速出针，贴创可贴。

每周治疗 2 ～ 3 次，1 ～ 3 周为 1 个疗程。

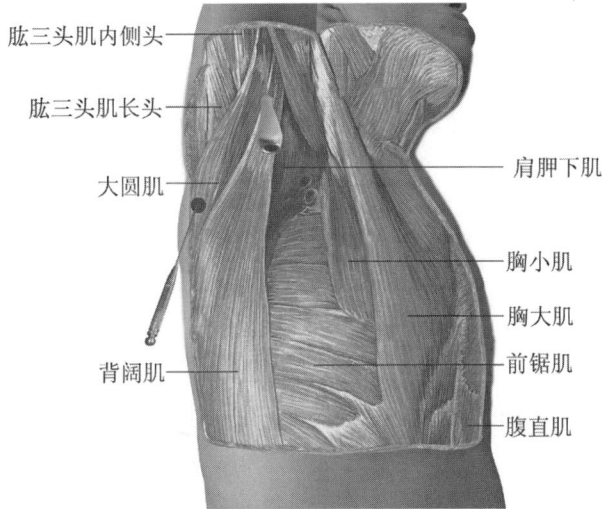

图 8-1 肩周炎进针示意图

肱三头肌内侧头
肱三头肌长头
大圆肌
背阔肌
肩胛下肌
胸小肌
胸大肌
前锯肌
腹直肌

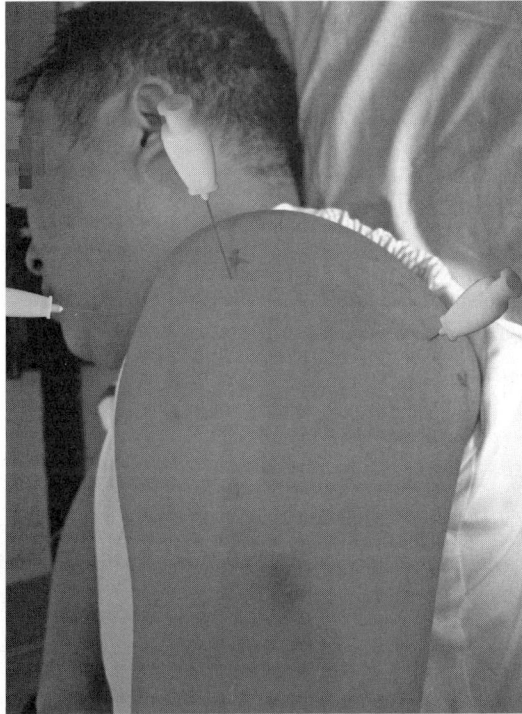

图 8-2 肩部三针入路图

病程长、粘连范围广的患者，选用水针刀注射松解液后，每点再注射中浓度医用三氧 5～10mL，可消除局部炎症，改善病灶区的缺氧状态，解除软组织粘连现象。

【手法治疗】

患者取坐位，术者站于患侧，让患者肩关节外展屈曲。术者一手托住患者肘关节，一手托住腕关节，嘱患者充分放松，轻轻旋转肩关节。当患者不能旋前、旋内时，术者与患者在旋转肩关节时一起向后猛推，使肩关节前方的粘连得到充分松解，然后嘱患者尽量外展、上举患肢，当达到最大限度时，术者双手托住患者的肘关节向上轻弹，推弹速度不超过1秒，注意用力不要过猛。弹拨的目的是将最后的粘连区（关节囊内粘连）松解开。

【典型病案】

寒湿凝滞型 肩部及周围肌肉疼痛剧烈或向远端放射，昼轻夜甚，病程较长。因痛而不能举肩，肩部感寒冷、麻木、沉重，得暖稍减。舌淡胖，苔白腻，脉弦滑。

病案：

李某，男，57岁。2018年9月16日于北京中医药大学国医堂就诊。

主诉：右肩部疼痛3个多月。患者3个多月前出现右肩部疼痛，右肩关节活动严重受限，不能背后梳头，脱上衣困难，上肢不能上举，夜间疼痛加重，难以入睡，十分痛苦。经过中西医治疗，疗效不佳，经人介绍来诊。刻下右肩部疼痛，肩关节活动障碍，前臂外展只能抬起30°，外旋、后伸障碍，夜间疼痛较重，局部畏风怕冷，口干。舌暗红，舌体胖大、边有齿痕，苔薄白滑，脉细、尺沉细。

六经脉证解析：肩部疼痛并活动障碍，影响睡眠，局部畏风怕冷，舌暗，脉细，为少阴病，寒瘀互凝于关节筋脉经络。舌体胖大、边有齿痕，苔薄白滑，脉沉，为太阴病，湿饮内停。口干，舌红，为阳明微热。

病机：寒瘀湿饮互凝，痹阻筋脉关节，营卫气血不通。

治法：散寒除湿，化瘀通络。

水针刀治疗：a针为肩前方入路点，取喙突筋结点，位于锁骨的中外1/3下缘2.5cm处；b针为肩外侧方入路点，取肱骨大结节；c针为肩后方入路点，取盂下结节。配合筋骨针以开三关针法，手阳关三针前谷透后溪、液门透中渚、三间透合谷，肩阳关三针肩髃透肩峰、肩髎透大结节、肩贞透盂下结节。

前谷透后溪，开太阳经督脉第一关，疏通经络，温经散寒，治头项强痛筋痛，不得屈伸；液门透中渚，打开少阳关；三间透合谷，打开阳明关。肩髃属手阳明经穴，位于肩关节，并与阳跷脉相交会，其疏经活络、通利关节的作用甚强，还有祛风通络、通经理气功能。肩髎属手少阳三焦经穴，该穴名意指三焦经经水在此化雨冷降于地部，有祛风湿、通经络的功效。肩贞深层是附着在肩关节上的肌肉，亦有通经活络功效。

处方：葛根汤合麻黄细辛附子汤加减。葛根60g，生麻黄9g，桂枝15g，炮附子10g，赤芍30g，当归10g，姜黄30g，细辛6g，防风10g，白术15g，云苓10g，炙甘草9g，生姜片9片。3剂，每日1剂，水煎分3次服。

方解：葛根汤为麻黄汤衍生方，病在筋者润而柔之。《本草经解》认为"葛根气平，禀天秋平之金气，入手太阴肺经，味甘辛，无毒，得地金土之味，入足阳明燥金胃经。气味轻清，阳也"。方中重用葛根，味甘气凉，解肌退热，生津柔筋，滋润筋脉，为君药。麻黄祛风散寒，令邪从汗出，为臣药。桂枝温通经络，芍药甘缓止痛，为佐药。细辛祛风化湿。当归养血活血。云苓、白术健脾利湿。生姜、大枣、甘草调和营卫，和解表里。诸药合用，能开玄府腠理之闭。

服用上方 3 剂，针 1 次，患者肩关节能自由活动，当即上举 130°，可以侧卧。上方炮附子加至 15g（先煎 1 小时），继服 6 剂，针 3 次，再用肩阳关外贴吴氏痛痹散以固其本而痊愈。随访半年无复发。

【注意事项】

1. 术前做中药外敷，每日 1 次，每次 20 ～ 30 分钟。
2. 用水针刀治疗时，急性期配合三氧注射，可以提高疗效，防止粘连。
3. 术后配合手法治疗，加大松解力度。

第二节　肩胛提肌损伤

【概述】

肩胛提肌损伤是颈肩部软组织伤疾病，属于骨伤科的多发病。肩胛提肌起于第 1 ～ 4 颈椎横突，呈扇形止于同侧肩胛内上角。若肩胛提肌收缩，而与其连接的肌肉不能同步配合，常可导致肩胛提肌损伤。低头伏案或习惯高枕，又缺乏颈肩部功能锻炼，亦可引起本病。

【病因病理】

肩胛提肌损伤多在肌腱部位，即该肌的起止点处。急性期，肩胛骨内侧缘上部可有肿胀、疼痛。

肩胛提肌损伤多见于长期使用肩关节的人群，由于肩胛骨迅速上提、向内上旋，肩胛提肌突然收缩，导致肩胛提肌附着出处受到牵拉而损伤，局部散在出血、机化粘连，形成肌筋膜结节，引起临床症状。

【临床表现与检查】

1. 本病多见于装卸工或体操运动员，有急性损伤史或慢性劳损史。
2. 多为急性单侧受累，转为慢性则迁延难愈。
3. 患侧上肢后伸受限，不能旋转后背，肩胛骨上提或内旋疼痛加剧。
4. 患侧肩胛骨上角内缘和颈椎上段疼痛，抬肩疼痛加重，活动受限。
5. 动静触诊：肩胛内上角及颈椎上段第 1 ～ 4 颈椎横突后结节，局部有压痛、肌筋膜结节，伴有弹响声。

【治则治法】

松解筋结，活血化瘀，舒筋止痛。

【治疗步骤】

1. **松解液** 软损宁松解液 3 ～ 6mL。

2. **针具** 扁圆刃水针刀。

3. **针法** 筋膜扇形松筋法。

4. **体位** 俯卧位。

5. **操作步骤** 按"一明二严三选择"的操作规程，水针刀三针法定位，局部常规消毒，戴无菌手套，铺无菌洞巾，具体操作如下（图 8-3）：

a 针：肩胛骨内上角。水针刀呈 45° 角向外下方进针达筋膜层，应用筋膜扇形松筋法，松解 3 ～ 6 针，回抽无血，注射松解液 1 ～ 2mL，快速出针，贴创可贴。

b 针、c 针：第 1 ～ 4 颈椎横突后结节。水针刀快速纵向进针，逐层松解分离筋膜结节，回抽无血，注射松解液 1 ～ 2mL，快速出针，贴创可贴。

每周治疗 2 ～ 3 次，1 ～ 3 周为 1 个疗程。

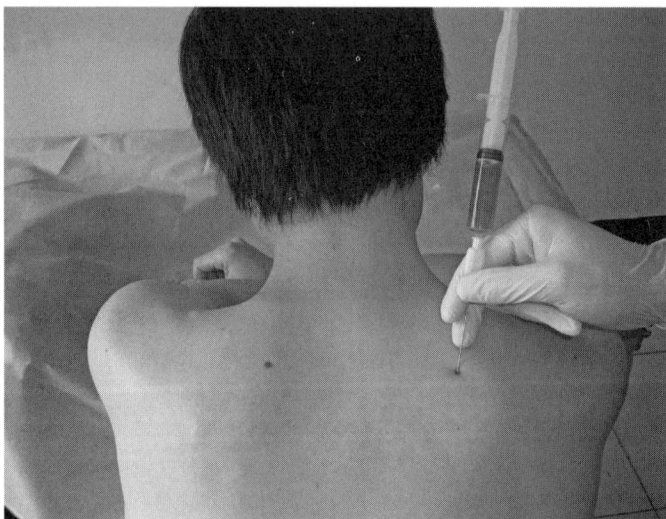

图 8-3 肩胛提肌浅层入路图

【手法治疗】

患者取坐位，术者拿肩周斜方肌、肩胛提肌及周围肌肉，上提头部，牵引颈部，在保持上提的位置，使头颈部做左右旋转、侧屈活动各 3 次，再平推、提拿和按揉颈部两侧项肌、胸锁乳突肌、斜方肌上部，以及颈部、肩背三角区域，需尽量在头部侧屈位进行。术者腹部抵住患者腰背部，双手扣住其肘尖，向前下处做扣挤活动，用力向下连续扣挤 3 次。上述操作每次做 15 ～ 30 分钟，5 ～ 7 次为 1 个疗程。

【注意事项】

1. 水针刀治疗时，针刀朝向肩胛冈外侧方进针，避免朝向肩胛骨前方，防止损伤胸腔。

2. 水针刀进针方向与肩胛上神经平行，避免反复提插，防止损伤肩胛上动静脉，勿盲目进针。

第三节　菱形肌损伤

【概述】

菱形肌损伤以青壮年多见，是胸背部软组织损伤疾病中的常见病。大、小菱形肌在肩胛提肌的下方。小菱形肌呈窄带状，起自下位 2 个颈椎的棘突，而附着于肩胛骨脊柱缘的上部，在大菱形肌上方，与大菱形肌之间隔以菲薄的蜂窝组织层。大菱形肌菲薄而扁阔，呈菱形，起自上位 4 个胸椎的棘突，向外下延伸，几乎全附着于肩胛骨脊柱缘。当菱形肌损伤时，病变部位多位于菱形肌的起止点处，引起胸背部上方及肩胛骨内缘处酸胀、疼痛不适，以及肩胛部活动受限等症状。

【病因病理】

1. *慢性劳损*　菱形肌是内旋并上提肩胛骨，使其向脊柱靠拢的功能肌肉。肩部长期过度劳损、摩擦，导致肌腱充血水肿、炎性渗出、变性挛缩，从而引起临床症状。

2. *外伤*　菱形肌容易受到外伤如撞击伤，导致局部充血水肿、炎性渗出、机化粘连，形成结节，引起临床症状。

3. *寒冷因素*　寒冷容易引起菱形肌痉挛收缩，导致局部供血障碍而出现临床症状。

【临床表现与检查】

1. 有菱形肌损伤史。

2. 急性发作时，背部脊柱与肩胛骨之间酸胀、疼痛明显。

3. 发病时难以入睡，有负重感，翻身困难，深呼吸或咳嗽时疼痛加剧。

4. 上肢向前上方活动时疼痛加剧。走路时，肩部轻微下降，疼痛骤减。

5. 提重物及上肢向前上方抬举时疼痛加剧。臂外展、过度内收与高举时症状加重。

6. 大菱形肌损伤，患侧脊柱与肩胛间区疼痛或酸痛不适，肩臂无力。严重者脱、穿衣服困难，偶有胸部闷胀感。

7. 动静触诊：颈椎下段、胸椎上段棘突旁及肩胛骨内缘，可触及肌肉变硬、肌束隆起或条索状结节，有明显压痛。

【治则治法】

松解筋结，分离粘连，活血止痛，化瘀消肿。

【治疗步骤】

1. *松解液*　软损宁松解液 6～9mL。

2. **针具** 扁圆刃水针刀。

3. **针法** 筋膜扇形松筋法。

4. **体位** 俯卧位。

5. **操作步骤** 按"一明二严三选择"的操作规程，水针刀三针定位，局部常规消毒，戴无菌手套，铺无菌洞巾，具体操作如下（图8-4）：

a针：肩胛内上角中上 1/3 处。水针刀治疗小菱形肌损伤，斜行进针达筋膜层，向外侧方扇形分离 3～6 针，回抽无血，注入松解液 1～2mL，再注入低中浓度医用三氧 5～8mL，快速出针，贴创可贴。

b针、c针：肩胛骨内缘下 1/3 处与肩胛下角处。水针刀治疗大菱形肌损伤，快速斜行进针达筋膜层，向外下方扇形分离 3～6 针，回抽无血，注入松解液 1～2mL，再注入中浓度医用三氧 5～8mL，快速出针，贴创可贴。

每周治疗 2～3 次，1～3 周为 1 个疗程。

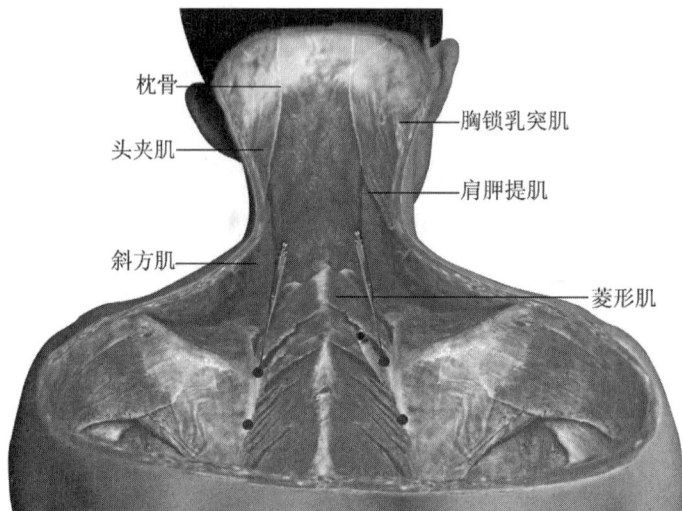

图 8-4 菱形肌损伤进针示意图

【注意事项】

1. 术前做中药热敷或蜡疗，术后以中频照射，每日 1 次，每次 10～30 分钟。

2. 在肩胛骨周围应斜行进针，避免垂直进针，防止损伤内脏。

第四节 冈上肌损伤

【概述】

冈上肌损伤多发于中老年体力劳动者。一般因突发外力导致冈上肌损伤，多在肌肉起点处，也有在肌腱处、肌腹部等处损伤者。疼痛弧是本病的特点，即在肩外展 60°～120°

时疼痛加重，不到 60° 或超过 120° 则疼痛消失。因此，本病临床上常被误诊为肩周炎、颈椎病。慢性损伤者，起病缓慢，但在着凉或外伤后疼痛加剧，疼痛可放射到颈项及肩部。水针刀疗法治疗本病疗效确切。

【病因病理】

冈上肌是前臂的重要外展肌，其肌腱行于肩峰骨面之下，因经常处在肩峰与肱骨大结节的挤压摩擦与撞击之中，故此肌腱的变性与钙化十分常见，是全身较常发生钙化的肌肉之一。摔跤、抬重物，或其他重体力劳动等因素使上肢突然猛力外展时，容易造成冈上肌损伤，严重者可导致冈上肌断裂。损伤修复之后，损伤处有瘢痕组织粘连，上肢活动时，瘢痕处受到牵拉，可引起急性发作。中年以后由于气血渐衰，冈上肌失去营养而易于劳损，加上肩关节活动频繁，或感受风寒，或直接受外伤易使冈上肌损伤。当肩关节活动范围在 90° 左右时，冈上肌因无肩峰下滑膜囊保护而与肩峰摩擦，更容易受损，继而引起水肿、发炎，甚则纤维化、钙化。

【临床表现与检查】

1. 多有急性外伤史或慢性积累性损伤史。
2. 多发于 50 ~ 60 岁的中老年人，体力劳动者多见。
3. 肱骨大结节、肩峰下有压痛。大多数患者伴有硬性结节。
4. 肩关节活动受限，以肩关节外展 60° ~ 120° 时引起明显疼痛为主要特征。
5. 冈上肌抵止部的大结节处常有压痛，并随肱骨头的旋转而移动。

【治则治法】

松解结节，分离粘连，活血化瘀。

【治疗步骤】

1. **松解液**　软损宁松解液 3 ~ 6mL。
2. **针具**　扁圆刃水针刀。
3. **针法**　筋膜弹拨松筋法。
4. **体位**　坐位。
5. **操作步骤**　按"一明二严三选择"的操作规程，局部常规消毒，戴无菌手套，铺无菌洞巾，具体操作如下（图 8-5）：

a 针：冈上肌的止点，肱骨大结节压痛点。水针刀快速进针达筋膜层，应用筋膜弹拨松筋法，逐层松解筋膜结节 3 ~ 6 针，回抽无血，注入松解液 1 ~ 2mL，治疗后贴创可贴。

b 针：冈上肌的起点，冈上窝下方压痛点。水针刀快速斜行进针达筋膜层，应用筋膜弹拨松筋法，逐层松解分离筋膜结节 3 ~ 6 针，回抽无血，注入松解液 1 ~ 2mL，治疗后贴创可贴。

c 针：肩峰前缘与肱骨大结节之间的压痛点。水针刀快速斜行进针达筋膜层，应用筋膜弹拨松筋法，逐层松解筋膜结节 3～6 针，回抽无血，注入松解液 1～2mL，治疗后贴创可贴。

每周治疗 2～3 次，3～5 周为 1 个疗程。

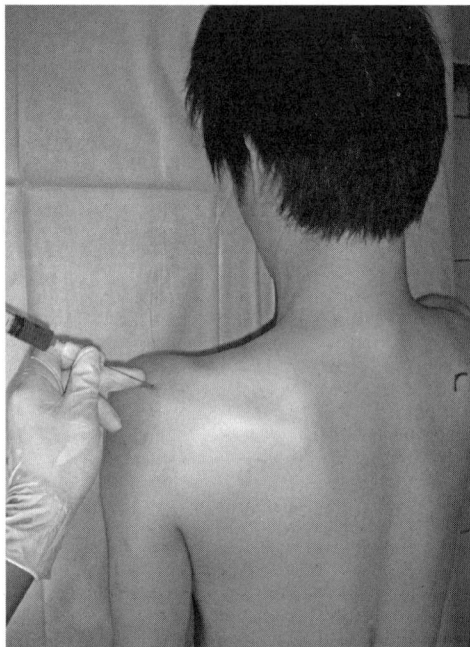

图 8-5　冈上肌损伤入路图

病程长、粘连范围广的患者，可用加压冲击注射法注入医用三氧 10～30mL，然后按揉 3～5 分钟，以增强"气体剥离"术效果，改善病灶的充血水肿与缺氧状态，解除肌痉挛与软组织粘连现象。治疗后，贴创可贴。

【手法治疗】

第一步，按揉法：患者取坐位，患肩自然下垂并稍内收，术者站在患侧，用揉法放松肩部冈上肌，以舒通血脉，活血化瘀。或患者俯卧，术者站在患侧，用按压、揉法放松肩背部冈上肌。

第二步，弹拨法：患者取坐位，术者用手稍外展患者肩关节，一手托住肘上部，一手用大拇指弹拨冈上肌，以舒筋通络，剥离粘连。或患者俯卧，两上肢放松置于背后，术者用手弹拨冈上肌。

【注意事项】

1. 术前做中药外敷，术后局部以中频照射，每日 1～2 次，每次 10～15 分钟。
2. 水针刀在冈上窝治疗时，禁止垂直进针，避免造成气胸。

第五节 肱骨外上髁炎

【概述】

肱骨外上髁炎属于中医学"肘劳""筋伤"范畴，多因急慢性损伤引起。肱骨外上髁炎又称肱桡关节滑囊炎、网球肘，是肱骨外上髁伸肌总腱处的慢性损伤性筋膜炎。本病好发于前臂劳动强度较大的中老年人，其发生与职业有密切的关系，多见于木工、钳工、泥瓦工和网球运动员等，患者在用力抓握或提举物体时感到肘部外侧疼痛。

中医筋伤学认为，肱骨外上髁炎属肘痛、伤筋等范畴，多由肘部外伤、劳损或外感风寒湿邪，致使局部气血凝滞，络脉瘀阻而致。

【病因病理】

1. **慢性劳损** 前臂经常旋前、旋后，反复屈伸肘关节、腕关节，前臂伸肌腱反复受到牵拉，使局部伸肌腱附着点骨膜下出血，发生机化粘连，导致筋膜结节形成。

2. **外伤扭伤** 急性扭伤，可引起部分肌纤维撕裂和慢性损伤，伸肌腱附着点发生撕裂，散在出血，在机化过程中产生瘢痕组织，形成粘连，挤压该处的神经血管束，引起疼痛。

3. **中医学认识** 筋膜劳损，体质虚弱，气血瘀阻或虚亏，血不养筋为其内因。

【临床表现与检查】

1. **临床表现**

（1）有慢性劳损史或扭伤史，无明显外伤史。

（2）常见于经常使用前臂工作者，起病缓慢。

（3）肘关节外上髁局限性或持续性疼痛，尤其当前臂旋转，腕关节主动背伸时，疼痛加重。

（4）部分患者疼痛可放射至前臂、腕部或上臂。屈肘时手不能持重物，前臂无力，遇寒受凉时加重。

（5）肘关节屈伸正常，肘关节做旋转活动受限，肱骨外上髁处或肱桡关节处有局限性疼痛。

（6）动静触诊：肱骨外上髁局限性压痛，部分患者有环状韧带或肱桡关节间隙处隆起、压痛，常为锐痛。

（7）腕伸肌紧张试验阳性和牵拉试验阳性［Mills征（米氏征）阳性］。

2. **X线检查** 部分患者X线片可见肱骨外上髁局部密度增加或钙化灶。

【治则治法】

松解筋结，筋骨并重，活血止痛。

【治疗步骤】

1. **松解液** 软损宁松解液 6 ～ 9mL。
2. **针具** 扁圆刃水针刀。
3. **针法** 筋膜扇形松筋法。
4. **体位** 坐位。
5. **操作步骤** 按"一明二严三选择"规程，令患者肘关节屈曲 90°，平放于治疗桌面上，局部皮肤常规消毒后，戴无菌手套，铺无菌洞巾，具体操作如下（图 8-6）：

肱骨外上髁压痛处为治疗点，针刀与前臂纵轴平行，快速进针达筋膜层，逐层松解筋膜结节，达肱骨外上髁后，行筋膜扇形松筋法松解 3 ～ 6 针，局部有松动感后，回抽无血，注射松解液 1 ～ 2mL，快速出针，贴创可贴。

每周治疗 2 ～ 3 次，1 ～ 3 周为 1 个疗程。

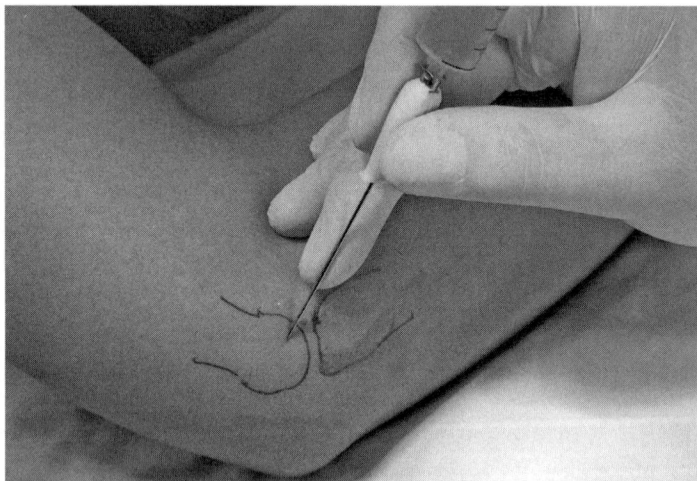

图 8-6 肱骨外上髁炎入路图

【手法治疗】

患者取端坐位，术者站其对面，两人以同侧的手互相握住，患者屈腕，前臂旋前，术者的手与之对抗，反复操作两三次，然后对抗屈肘数次。

【注意事项】

1. 水针刀治疗时避免向内下进针，防止损伤桡神经关节支。
2. 术后短期内避免肘关节反复用力屈伸，以防复发。

【典型病案】

田某，男，29 岁，陕西西安人，煤矿工人。

患者左肘部疼痛 6 个月，经服中药、针灸治疗后稍好转，近 1 个月症状加剧，生活不

能自理，于 2023 年 10 月 23 日到南阳福远堂中医院求治。查体时左肘关节外上髁处有明显压痛，关节屈伸活动受限，诊断为肱骨外上髁炎，行筋骨针松解术治疗 1 次即痊愈。随访 1 年无不适。

第六节　桡骨茎突狭窄性腱鞘炎

【概述】

桡骨茎突狭窄性腱鞘炎，是由于拇指或腕部活动频繁，使拇短伸肌腱和拇长展肌腱在桡骨茎突部腱鞘内长期相互反复摩擦，导致该处肌腱与腱鞘产生无菌性炎症反应，局部出现渗出、水肿和纤维化，鞘管壁变厚，肌腱局部变粗，造成肌腱在腱鞘内的滑动受阻，从而引起临床症状。

【病因病理】

1. **慢性劳损**　桡骨茎突部有一窄而浅的骨沟，底面凹凸不平，沟面覆以腕背横韧带，形成一个骨纤维性鞘管，肘关节长期反复屈伸，腕关节、指间关节经常剧烈活动，桡骨茎突腱鞘长时间过多摩擦，产生机械性刺激，导致局部水肿、渗出、粘连。

2. **外伤扭伤**　腕部急性旋转用力，拇指做勉强外展内收活动时，引起桡骨茎突腱鞘内层发生撕裂，散在出血，在机化过程中产生瘢痕组织，形成鞘内肌腱粘连。临床表现为关节疼痛、晨僵，通常关节晨僵的感觉在清晨起床后最为明显，而症状并不会随着活动频繁而明显缓解。受影响的关节肿胀，甚至出现弹响，关节活动障碍。

【临床表现与检查】

1. 有明显的急性损伤史和慢性劳损史。

2. 多见于手工劳动者，中老年妇女多见。

3. 桡骨茎突部局限性疼痛、隆起；拇指伸展受限，拇指做大幅度伸屈活动时产生疼痛，可放射至手、肘、肩等处。

4. 动静触诊：桡骨茎突处明显压痛，局部可扪及硬性结节、条索状物，压痛明显。

5. 握拳尺偏试验［Finkelstein 征（芬克斯坦征）］阳性：患手拇指屈曲放于掌心握拳，再向尺侧屈腕引起剧烈疼痛。

【治则治法】

松解筋节，分离粘连，活血化瘀，疏通经络。

【治疗步骤】

1. **松解液**　软损宁松解液 3～6mL。

2. **针具** 鹰嘴型水针刀。

3. **针法** 筋膜弹割松筋法。

4. **体位** 坐位。

5. **操作步骤** 按"一明二严三选择"的操作规程，患者握拳，桡骨茎突向上放于治疗床面上，局部皮肤常规消毒后，戴无菌手套，铺无菌洞巾，具体操作如下（图8-7）：

桡骨茎突压痛处为治疗点，术者左手按压桡骨茎突，右手持针刀快速透皮，逐层松解分离，达腱鞘后，行筋膜弹割松筋法松解3～6针，回抽无血，注入松解液2mL，快速出针，贴创可贴。

每周治疗2～3次，1～3周为1个疗程。

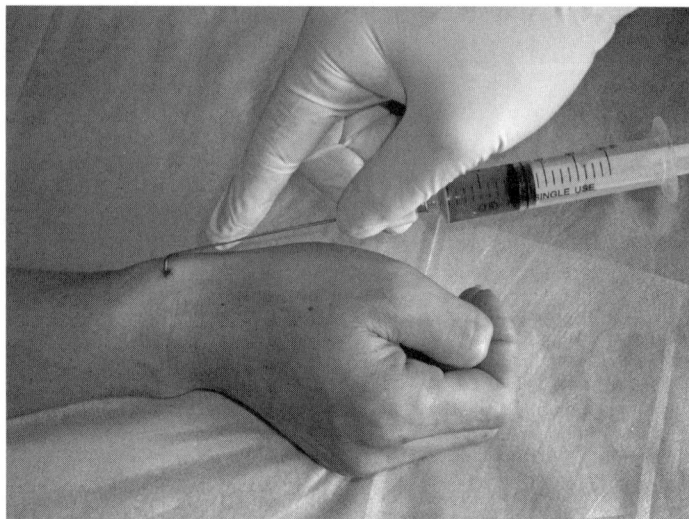

图8-7 桡骨茎突腱鞘炎入路图

【注意事项】

1. 水针刀避免进入桡骨茎突后下方凹陷"鼻烟窝"，防止损伤桡神经浅支。

2. 水针刀不可横向切割，以防损伤桡动静脉和桡神经。

第七节 腕管综合征

【概述】

腕管综合征，也称腕正中神经卡压症。中医学认为本病属于"骨错缝、筋出槽"范畴，多由急慢性劳损所致。西医学认为本病是正中神经于腕管部受压，产生神经功能障碍所导致的一系列证候群。当腕部劳损或损伤引起腕管狭窄时，正中神经在腕部受压而导致其支配区域的手掌出现顽固性麻木、腕部疼痛、腕关节和手指伸屈受限，也称指端感觉异常症。水针刀疗法治疗本病疗效确切。

【病因病理】

1.手部过劳性运动可诱发本病，如屈腕位用手多的打字员、钢琴家等，腕关节屈曲时正中神经在屈肌腱和腕横韧带之间受压，长期反复腕关节屈曲可引起腕管综合征。

2.腕管内容物增多或体积增大，腕掌侧的腱鞘囊肿，各种原因引起的腱鞘炎、肿瘤，屈肌肌腹和蚓状肌肌腹变异侵入腕管，以及腕管内出血、正中神经的纤维脂肪瘤等，均可引起腕管狭窄，压迫正中神经。

3.桡骨下端骨折、腕骨骨折脱位，以及腕部骨痂形成或骨折畸形愈合等，可以导致腕管容积变小或直接压迫正中神经。此外，腕部慢性劳损、炎症等可以使腕横韧带增厚和腕骨间关节增生，引起腕管狭窄，致正中神经受压。

4.本病绝经期多发，可因妊娠症状加重，且多累及双侧，故本病可能与内分泌有关。

【临床表现与检查】

1.女性发病率高于男性。

2.深夜疼痛剧烈，夜间或清晨较明显，拇指不灵活，与其他手指对捏的力量下降，甚至不能完成对捏动作。

3.腕掌侧胀痛，手掌痛有时可向前臂放射，腕关节僵硬。腕掌面稍偏尺侧有压痛和麻窜感觉。

4.后期可出现正中神经支配区皮肤感觉减弱，拇指外展、对掌无力，大鱼际肌肉萎缩。

5.屈腕试验［Phalen test（费伦试验）］阳性：屈肘、前臂上举，腕关节极度屈曲约1分钟，可引起正中神经支配区域麻木。

【治则治法】

松解筋结，分离粘连，活血消肿，化瘀通络。

【治疗步骤】

1.松解液　软损宁松解液3～6mL。

2.针具　鹰嘴型水针刀、圆头巨型筋骨针。

3.针法　筋膜弹割松筋法。

4.体位　坐位。

5.操作步骤　按"一明二严三选择"操作规程，令患者掌心向上握拳，腕关节下部放一脉枕，使腕关节背屈，按水针刀三针法定位，常规消毒后，戴无菌手套，铺无菌洞巾，具体操作如下（图8-8，图8-9）：

a针：腕关节掌面，尺侧豌豆骨桡侧缘腕横韧带起点。水针刀进针方向与肌腱、尺神经、尺动脉平行，逐层进针松解达豌豆骨筋膜层，运用筋膜弹割松筋法松解2～3针，回抽无血，注入松解液2mL，快速出针，贴创可贴。

b 针：桡侧舟骨结节，大多角骨结节腕横韧带附着点。水针刀进针方向与桡侧腕屈肌腱平行，逐层进针松解，达舟骨、大多角骨上方筋膜层，应用筋膜弹割松筋法松解 2～3针，回抽无血，注入松解液 2mL，快速出针，贴创可贴。

c 针：掌长肌腱桡侧、腕横韧带中点。选用圆头巨型筋骨针，斜行进针达腕横韧带下层，应用筋膜撬拨法松解 3～6 针，快速出针，贴创可贴。

每周治疗 2～3 次，1～3 周为 1 个疗程。

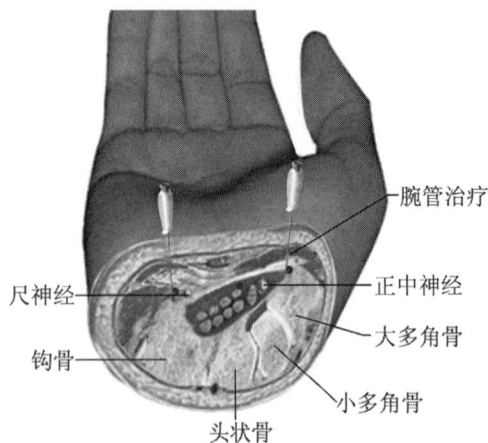

图 8-8　腕管综合征进针示意图

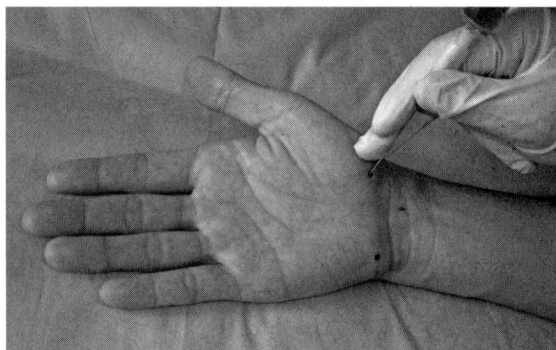

图 8-9　腕管综合征入路图

【注意事项】

1. 水针刀在腕横韧带尺侧进针时，防止损伤尺神经。

2. 水针刀松解腕横韧带时，若患者有放电感，应立即调整进针方向。

【典型病案】

李某，女，17 岁，周口商水人，高中学生。

患者患右侧腕管综合征 2 年，近 1 个月症状加重，右腕关节屈伸不利，功能障碍，严重影响学习，在当地求治疗效不佳，于 2024 年 3 月 3 日到南阳福远堂中医院求治。查体：右手腕部压痛，拇指及中指活动受限。诊断为腕管综合征。经水针刀松解术治疗 1 次后好转，巩固治疗 1 次而痊愈。随访 1 年无复发。

第八节　屈指肌腱狭窄性腱鞘炎

【概述】

屈指肌腱狭窄性腱鞘炎又称"弹响指"，以拇指和食指腱鞘炎最为常见。本病是因屈指肌腱与掌指关节处的屈指肌腱纤维鞘管反复摩擦，产生慢性无菌性炎症反应，局部出现渗出、水肿和纤维化，鞘管壁变厚，肌腱局部变粗，阻碍了肌腱在该处的滑动而引起的临床症状。

【病因病理】

1. **慢性劳损** 患者由于从事某种工作导致手指劳作过度、频繁屈伸，积劳伤筋，屈指肌腱在骨性纤维管内受到反复摩擦、挤压，或长期用力握持硬物，骨性纤维管受硬物与掌骨头的挤压，发生局部充血、水肿，诱发屈指肌腱狭窄性腱鞘炎。

2. **肝肾亏损，气血不足** 随着年龄的增长，肝肾精气衰退，气血不足，患者手指周围的筋肉失于气血滋养，屈指肌腱退行性变性，滑膜鞘分泌功能减退，轻微外界刺激即可导致局部腱鞘炎。

3. **寒凉刺激** 患者手指部遭受寒凉刺激，导致血运迟滞，瘀结不通，诱发屈指肌腱狭窄性腱鞘炎。

【临床表现与检查】

1. 有手指损伤或劳损史。

2. 多见于妇女及手工操作者，如纺织工人、木工和抄写员。

3. 第 2～5 指在远侧掌横纹至近侧指横纹之间常有疼痛及摩擦感，或有"扳机"现象。

4. 拇长屈肌腱腱鞘狭窄时，掌指横纹上即拇指指根部发生疼痛，有时向腕部放射，拇指不能屈曲或伸直，常有"弹响"现象。

5. 病情严重时，膨大的屈肌腱不能通过狭窄环，手指常被交锁在屈曲位或伸直位，出现功能障碍。

6. 动静触诊：检查时，拇指呈屈曲位畸形，伸屈受限。掌指关节掌侧有锐痛、局限性压痛，可以扪及硬节、痛性结节。

【治则治法】

松解筋结，分离粘连，活血消肿，化瘀止痛。

【治疗步骤】

1. **松解液** 软损宁松解液 3mL。

2. **针具** 鹰嘴型水针刀。

3. **针法** 筋膜弹割松筋法。

4. **体位** 坐位。

5. **操作步骤** 按"一明二严三选择"的操作规程，令患者患侧手掌心向上，手指伸开平放于治疗台上，局部皮肤常规消毒后，戴无菌手套，铺无菌洞巾，具体操作如下（图8-10 至图 8-12）：

a 针：掌指关节腱鞘狭窄处。拇指屈指肌腱狭窄性腱鞘炎，选取患侧内外籽骨结节压痛点为进针点。

b针、c针：第2～4指屈指肌腱狭窄性腱鞘炎，选取掌指关节下方，掌横纹与掌指间纹中点手茧压痛处为进针点。

水针刀快速进针透皮，达掌腱膜下腱鞘层，行筋膜弹割松筋法，分离3～6针。若拇指腱鞘卡压，可应用水针刀在内侧或外侧籽骨压痛结节点，反复弹割3针，将韧带松开后，再松解腱鞘，直到"扳机"现象消失后，回抽无血，注射松解液1～2mL，快速出针，贴创可贴，过度背屈手指6～9次。

每周治疗2～3次，1～3周为1个疗程。

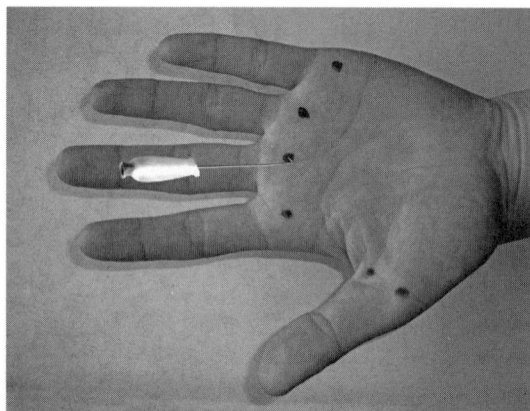

图8-10 屈指肌腱狭窄性腱鞘炎定点定位图

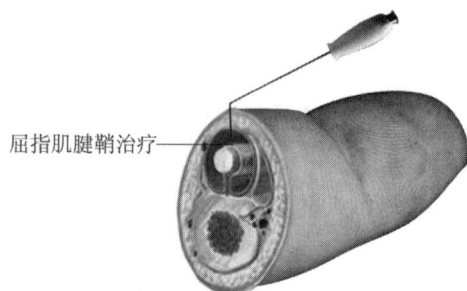

屈指肌腱鞘治疗

图8-11 屈指肌腱狭窄性腱鞘炎进针示意图

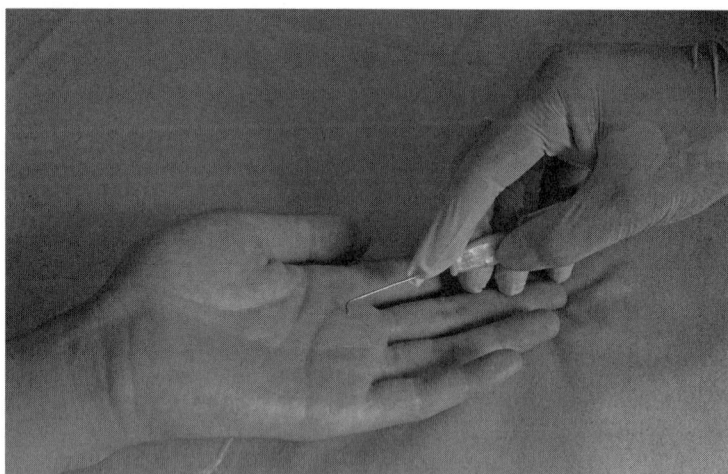

图8-12 屈指肌腱狭窄性腱鞘炎入路图

【注意事项】

1. 水针刀进针时深度达腱鞘即可，避免穿破肌腱达骨面。

2. 避免进针伤及手指两侧面，防止损伤神经、血管。

第九章　胸背部病变

第一节　胸背部肌筋膜炎

【概述】

胸背部肌筋膜炎，又称为胸背部肌筋膜疼痛综合征，为风湿相关性疾病，属中医学"风湿痹证"范畴，是背部软组织损伤的常见病。本病因劳损或风寒湿邪侵犯，导致胸背筋膜和肌肉损伤、粘连或变性，刺激神经，引起一系列的证候群。

【病因病理】

1. 慢性劳损　长期伏案工作、单上肢运动或肩背重物，胸背部肌筋膜持续性超负荷受到牵拉，引起胸背肌筋膜损伤。

2. 急性损伤　胸背部软组织因急性损伤如撞击伤，肌筋膜发生撕裂，散在出血，在机化过程中产生瘢痕组织，形成无菌性炎症。

3. 其他　感受风寒湿邪，局部经络阻滞，气血运行不畅，影响肌肉、筋膜的营养和代谢，迁延日久而致病。

【临床表现与检查】

1. 临床表现

（1）胸背部不适，麻痹胀感，逐渐出现疼痛，有时牵涉胸部、胁部。

（2）疼痛常呈持续性，晨起较重，活动后可减轻。

（3）受寒冷潮湿刺激后，胸背部肌筋膜沉痛、不适加重，遇热常可减轻。

（4）上部胸椎旁或肩胛内侧有压痛或触及索状改变。

2. 实验室及 X 线检查　无异常。

【鉴别诊断】

1. **胸椎病**　X线、CT或MRI检查，常有颈椎骨质增生影像及神经系统病变。
2. **肩周炎**　常有肩关节活动障碍。
3. **项韧带炎**　与本病十分相似，但疼痛及压痛一般仅局限于颈椎棘突，低头时加重。

【治则治法】

松解筋结，分离粘连，活血消肿，化瘀止痛。

【治疗步骤】

1. **松解液**　风湿宁松解液6～9mL。
2. **针具**　扁圆刃水针刀。
3. **针法**　筋膜扇形松筋法。
4. **体位**　坐位或俯卧位。
5. **操作步骤**　按"一明二严三选择"的操作规程，令患者取坐位或俯卧位，额下垫一薄枕，局部皮肤常规消毒，戴无菌手套，铺无菌洞巾，具体操作如下（图9-1，图9-2）：

在胸椎棘突、肩胛骨、胸肋关节周围的骶棘肌、斜方肌及菱形肌等处寻找阳性筋膜结节点，取小号扁圆刃水针刀，快速斜行进针，应用筋膜扇形松筋法，逐层松解筋膜结节，回抽无血，注射松解液2mL，快速出针，贴创可贴。

每周治疗2次，3～5周为1个疗程。

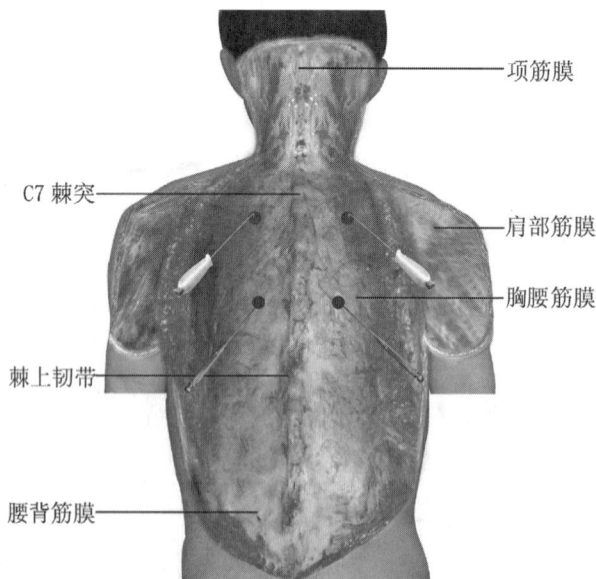

图9-1　胸背部肌筋膜炎进针示意图

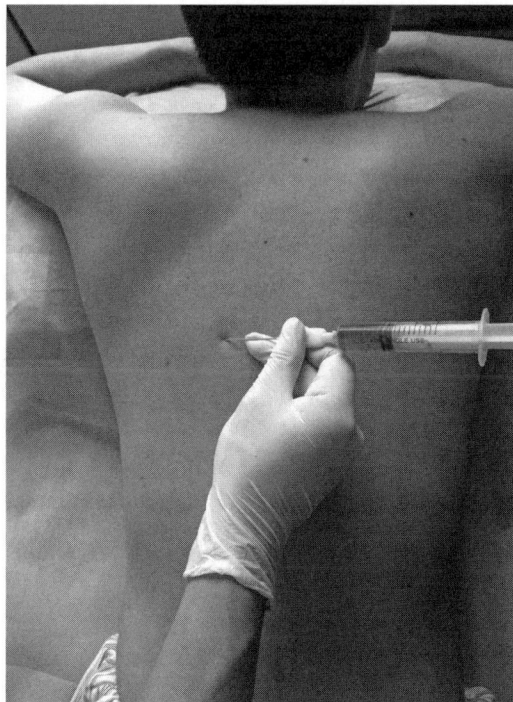

图 9-2　胸背部肌筋膜炎入路图

【注意事项】

1. 术前做中药热敷或蜡疗，术后以中频照射，每日 1 次，每次 10～30 分钟。

2. 治疗中严格无菌操作，水针刀松解时，严格掌握深度，防止损伤脊髓。

第二节　脊神经卡压综合征

【概述】

脊神经卡压综合征是腰背疾病中的常见病、多发病。脊神经后支及其分出的内、外侧支走行于骨纤维孔、骨纤维管，或穿胸腰筋膜裂隙等细小、周围结构坚韧而缺乏弹性的孔道时，因腰部活动幅度大而易被拉伤，或因骨质增生、韧带骨化，使孔道变形、变窄，压迫血管、神经，从而引起疼痛。

【病因病理】

1. 急慢性损伤、劳损引起胸背部软组织肌筋膜发生无菌性炎症、机化粘连，形成肌筋膜结节，刺激压迫脊神经后支的起始部分，引起临床症状。

2. 脊柱受到外伤、扭伤，脊神经后支受到牵拉、机械刺激而发生脱髓鞘改变，引起痉挛，发生炎症反应，压痛明显。

【临床表现与检查】

1. 临床表现

（1）多见于 30～45 岁的男性，多为青壮年体力劳动者，或久坐者。

（2）活动后症状加重，休息后可缓解。

（3）急性期疼痛尤为明显，特别是弯腰活动受限，可伴臀部和大腿部痛，但腿痛不超过膝关节。

（4）胸椎横突根部有明显压痛点。

2. 胸部 X 线、CT、MRI 检查　正常。

【治则治法】

松解筋结，分离粘连，活血通络，消炎止痛。

【治疗步骤】

1. 松解液　腰痛宁松解液 6～9mL。

2. 针具　扁圆刃水针刀、圆头巨型筋骨针。

3. 针法　筋膜旋转松筋法、筋膜撬拨法。

4. 体位　俯卧位。

5. 操作步骤　按"一明二严三选择"的操作规程，令患者俯卧，腹下垫一薄枕，在脊神经卡压处选取治疗点，常规皮肤消毒，戴无菌手套，铺无菌洞巾，具体操作如下（图 9-3）：

a 针：患节后关节囊外缘。选取扁圆刃水针刀，快速纵向进针，逐层松解筋膜结节，达关节囊后松解 3～6 针，回抽无血，注射松解液 2mL，快速出针，放出局部瘀血，贴创可贴。

b 针：椎肋关节外缘脊神经出口处。选取扁圆刃水针刀，向内上呈 60° 角快速进针，达横突间韧带椎间孔外口，采用筋膜旋转松筋法分离 3～6 针，回抽无血，注射松解液 2～3mL，注射中浓度医用三氧 10mL 左右，快速出针，放出局部瘀血，贴创可贴。

c 针：脊神经卡压结节点。选用圆头巨型筋骨针，采用筋膜撬拨法松解分离筋膜结

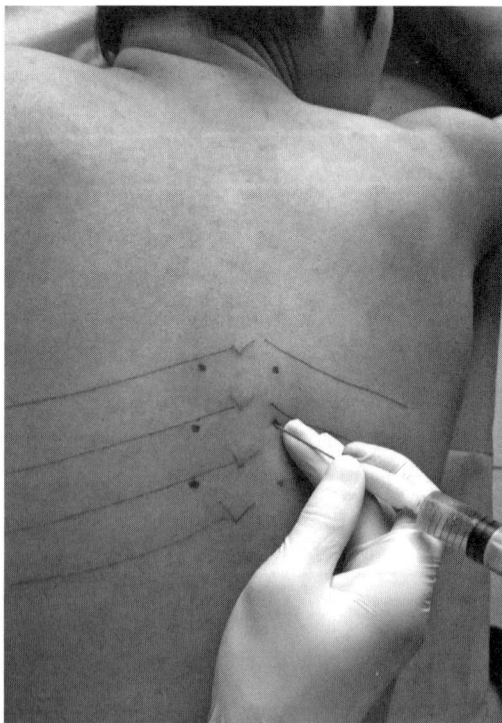

图 9-3　脊神经卡压综合征微创入路

节，快速出针，放出局部瘀血，贴创可贴。

每周治疗 2 ～ 3 次，1 ～ 3 周为 1 个疗程。

【注意事项】

1. 术前做中药外敷，术后局部以中频照射，每日 1 ～ 2 次，每次 10 ～ 15 分钟。
2. 水针刀在椎肋关节处避免垂直进针，防止损伤胸腔。
3. 局部避免寒冷刺激。

第三节　胸外侧皮神经卡压综合征

【概述】

胸外侧皮神经卡压综合征，是指因外伤或劳损，在该神经穿出点或局部循行处形成肌筋膜结节，卡压胸外侧皮神经，出现胸外侧方疼痛等临床症状。

【病因病理】

本病主要由外伤或慢性劳损引起，慢性劳损可引起胸椎及胸廓变形。脊柱外伤引起的驼背、胸椎小关节错位，导致胸外侧皮神经受压而出现的症状，一般比较严重。

【临床表现与检查】

1. 多数有外伤及扭伤病史，少数有慢性劳损史。
2. 脊柱一侧或两侧疼痛，夜间有时会突发或加重，影响睡眠质量。
3. 急性扭伤患者多数活动受限，疼痛难以忍受，呼吸及咳嗽时疼痛更甚。
4. 动静触诊：局部有明显的压痛点，疼痛多呈放射性。

【治则治法】

松解筋结，分离粘连，活血通络，化瘀止痛。

【治疗步骤】

1. **松解液**　软损宁松解液 6 ～ 9mL。
2. **针具**　扁圆刃水针刀。
3. **针法**　筋膜弹拨松筋法、筋膜扇形松筋法。
4. **体位**　仰卧位。
5. **操作步骤**　按"一明二严三选择"的操作规程，水针刀三针法定位，局部皮肤常规消毒，戴无菌手套，铺无菌洞巾，具体操作如下（图 9-4）：

a 针：后关节囊内外缘筋结点。选取扁圆刃水针刀，纵向垂直进针，在后关节囊内外缘采用筋膜扇形松筋法，松解 3 ～ 6 针，回抽无血，注射松解液 2 ～ 3mL，快速出针，贴创可贴。

b 针：横突间神经出口处。选取扁圆刃水针刀，在横突间肌、横突间韧带附着点采用纵向垂直进针法，逐层松解分离筋膜结节，在附着点处弹拨筋膜 3 ～ 6 针，回抽无血，注射松解液 2 ～ 3mL，注射中浓度医用三氧 3 ～ 5mL，快速出针，贴创可贴。

c 针：皮神经卡压处筋膜结节。水针刀采用斜行进针法达筋膜层，逐层松解分离筋膜，弹拨筋膜结节 3 ～ 6 针，回抽无血，注射松解液 1 ～ 2mL，可注射中浓度医用三氧 3 ～ 5mL，快速出针，贴创可贴。

每周治疗 2 ～ 3 次，1 ～ 3 周为 1 个疗程。

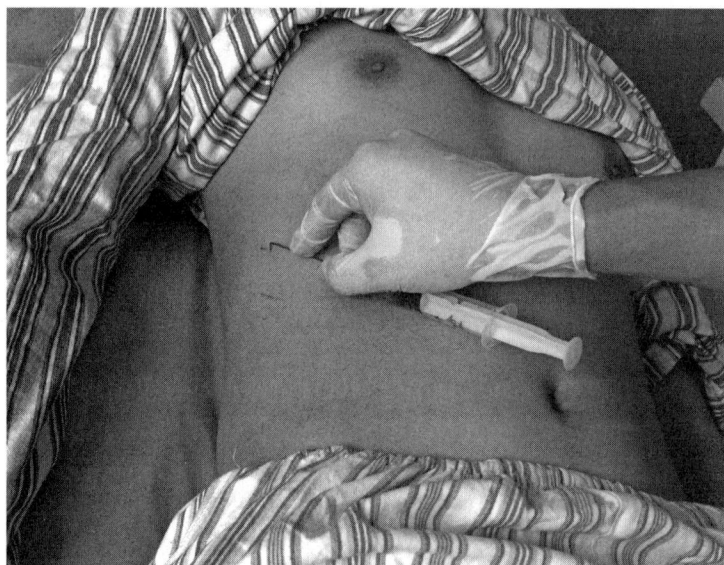

图 9-4　胸外侧皮神经卡压综合征入路图

【注意事项】

1. 术前做中药热敷或蜡疗，术后以中频照射，每日 1 次，每次 10 ～ 30 分钟。

2. 水针刀在横突间进针时，斜行向内上，避免垂直进针，防止损伤内脏。

第四节　胸背痛（胸椎术后综合征）

【概述】

胸椎术后综合征多见于胸椎外伤、压缩性骨折、胸椎畸形、胸椎侧弯、驼背手术后并发症等。其中胸椎压缩性骨折多见于胸腰节段，以第 11 ～ 12 胸椎、第 1 ～ 2 腰椎之间为病变高发节段。胸椎术后综合征主要症状为胸腰背部疼痛、胸闷、胸部紧束感，伴胃肠功能紊乱、胃部胀满不适、排便困难等。

【病因病理】

本病是因胸椎手术时切除椎板、棘突、部分小关节突等，术后部分椎管内外、椎板间隙残留炎性脂肪物质及炎性致痛物质，造成手术后瘢痕粘连，刺激脊神经、交感神经，从而出现一系列临床症状。

【临床表现与检查】

1. **临床表现**

（1）有胸椎损伤手术史。

（2）胸腰部、胸腹部出现疼痛、酸胀，并可向胸背部放射。

（3）可伴有肋间神经痛。

（4）胸痛、胸部紧束感，喜长叹气，呼吸困难，不能平卧。

（5）可伴有自主神经系统功能紊乱的表现，如心烦意乱、心慌等。

（6）腹部胀满、食欲缺乏、嗳气、疲乏无力等。

（7）脊柱三指动静触诊：棘间、椎旁、胸椎周围瘢痕处软组织粘连，有条索状结节伴压痛。

2. **X线检查** 可见患节棘突偏歪、融合征，椎肋关节半错位。

【治则治法】

松解筋结，分离粘连，活血消肿，化瘀止痛。

【治疗步骤】

1. **松解液** 软损宁松解液6～9mL。

2. **针具** 扁圆刃水针刀。

3. **针法** 筋膜弹拨松筋法、筋膜扇形松筋法。

4. **体位** 俯卧位。

5. **操作步骤** 按"一明二严三选择"的操作规程，令患者俯卧，腹下垫一薄枕，以水针刀三针法定位，皮肤常规消毒，戴无菌手套，铺无菌洞巾，具体操作如下（图9-5）：

a针：棘突两侧方及上下缘结节处。选取扁圆刃水针刀，快速纵向垂直进针，逐层松解分离筋膜结节，到达棘突后，在棘突上下缘采用"八"字入路，应用筋膜弹拨松筋法松解6～9针，在棘突两侧方采用扇形切割、扇形松筋法分离6～9针，回抽无血，注射松解液2mL，快速出针，贴创可贴。

b针：患节后关节囊内外缘瘢痕结节处。选取扁圆刃水针刀，快速纵向垂直进针，在后关节囊内外缘，采用筋膜弹拨松筋法，扇形分离6～9针，回抽无血，注射松解液2～3mL，快速出针，贴创可贴。

c针：横突间肌、横突间韧带附着点。选取扁圆刃水针刀，快速纵向垂直进针，逐层松解分离筋膜结节，在附着点处弹拨筋膜 3 ～ 6 针，回抽无血，注射松解液 2 ～ 3mL，注射中浓度医用三氧 3 ～ 5mL，快速出针，贴创可贴。

每周治疗 2 ～ 3 次，3 ～ 5 周为 1 个疗程。

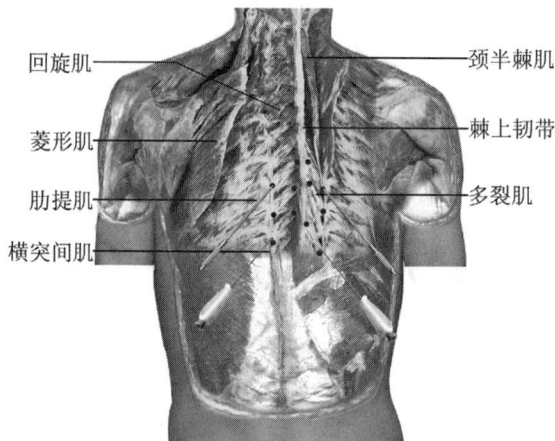

图 9-5　胸椎术后综合征进针示意图

【注意事项】

1. 术前做中药热敷或蜡疗，术后以中频照射，每日 1 次，每次 10 ～ 30 分钟。
2. 水针刀在胸椎椎肋关节处避免垂直进针，防止损伤内脏。
3. 局部避免寒冷刺激。

【典型病案】

曹某，女，63 岁，河南固始人。

患者因外伤致 T1 ～ T12 压缩性骨折，术后 2 年，胸部每逢阴天、下雨时即出现僵硬、困痛，现主要感觉胸部疼痛并向肋间放射，于 2024 年 3 月 21 日来南阳福远堂中医院诊治。行筋骨针微创针法配合水针刀松解并注射医用三氧，治疗 3 次后痊愈。随访 1 年无复发。

第五节　肋间神经痛

【概述】

肋间神经痛，也称肋间神经炎，是指胸肋部位由于急慢性损伤，致使肋间神经受到压迫、刺激，发生炎症反应，从而出现以胸肋部位或腹部呈带状疼痛的综合征。临床表现为疼痛由后向前，沿相应的肋间隙放射，呈半环形，多数呈刺痛或烧灼样痛。咳嗽、深呼吸或打喷嚏时疼痛加重，有时饱食后也可加重，部分患者感觉疼痛与情绪相关。查体可有局部压痛点，局部感觉过敏或感觉减退。

【病因病理】

肋间神经痛有原发性和继发性两种，临床上常见继发性肋间神经痛，而原发性肋间神经痛较少见。继发性肋间神经痛是由邻近器官和组织的病变引起的，胸腔器官疾病（如胸膜炎、慢性肺部炎症、主动脉瘤等）、脊柱和肋骨损伤、老年性脊椎骨性关节炎、胸椎段脊柱畸形、胸椎段脊髓肿瘤（特别是髓外瘤），常压迫神经根而导致肋间神经痛。

另外，带状疱疹病毒性神经炎引起的肋间神经痛是指疱疹病毒侵犯皮肤及背根神经节，在其神经支配区的皮肤上产生成群的水疱和丘疹，而以水疱为多见，按肋间神经分布排列呈带状，同时伴有一个或几个邻近肋间神经分布区的神经痛。发病时有低热、疲倦、食欲不振等前驱症状，继而局部出现感觉过敏、烧灼感或程度不等的胸腹壁深部疼痛。

【临床表现与检查】

1. 临床表现

（1）疼痛范围局限于病变肋间神经分布区，多见于一侧第 5 ~ 9 肋间。患部呈弧形，并有固定痛点，呈阵发性加剧。

（2）多为单侧受累，也可以双侧同时受累。咳嗽、深呼吸或打喷嚏往往使疼痛加重。

（3）查体可有胸椎棘突、棘突间或椎旁压痛和叩痛，少数患者沿肋间有压痛，受累神经支配区可有感觉异常。

（4）其疼痛性质多为刺痛或灼痛，有沿肋间神经放射的特点。

2. X 线检查及其他检查 无形质异常发现。

【治则治法】

松解筋结，分离粘连，活血通络，化瘀止痛。

【治疗步骤】

1. 松解液 疼痛宁松解液 6 ~ 9mL。

2. 针具 扁圆刃水针刀、圆头巨型筋骨针。

3. 针法 筋膜扇形松筋法、筋膜扇形撬拨法。

4. 体位 俯卧位。

5. 操作步骤 按"一明二严三选择"的操作规程，令患者俯卧，腹下垫一薄枕，以水针刀三针法定位，在肋间神经疼痛部位选取微创治疗点，皮肤常规消毒，戴无菌手套，铺无菌洞巾，具体操作如下（图 9-6，图 9-7）：

a 针：后关节囊外缘筋结点。选取扁圆刃水针刀，快速纵向垂直进针，在后关节囊内外缘采用筋膜扇形松筋法，分离 6 ~ 9 针，回抽无血，注射松解液 2 ~ 3mL，快速出针，贴创可贴。

　　b 针：横突间肋间神经出口处。选取扁圆刃水针刀，在横突间肌、横突间韧带附着点采用纵向垂直进针法，逐层松解分离筋膜结节，在附着点处弹拨筋膜 3～6 针，回抽无血，注射松解液 2～3mL，注射中浓度医用三氧 3～5mL，快速出针，贴创可贴。

　　c 针：肋间神经疼痛点。选用圆头巨型筋骨针，采用筋膜扇形撬拨法松解分离筋膜结节，回抽无血，注射中浓度医用三氧 10mL 左右，快速出针，局部放瘀血后，贴创可贴。

　　每周治疗 1～3 次，为 1 个疗程。

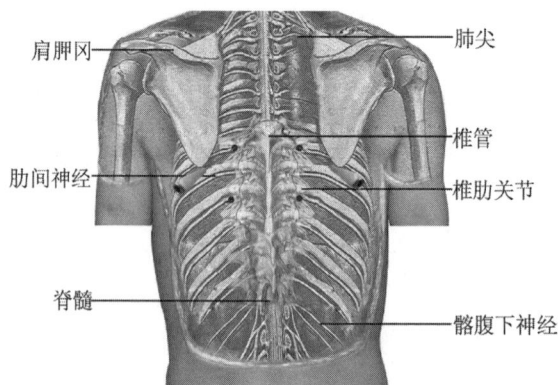

图 9-6　肋间神经痛进针示意图

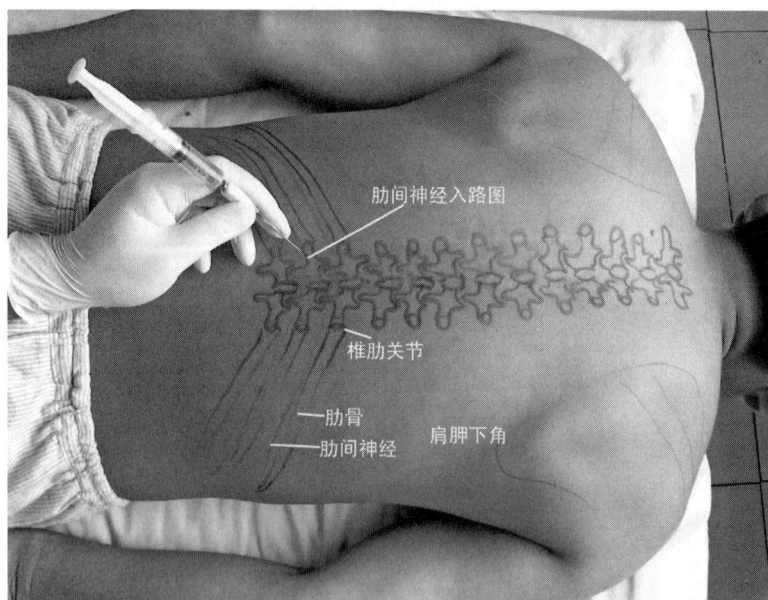

图 9-7　肋间神经痛入路图

【典型病案】

　　1. *少阳失疏*　烦躁易怒，胸胁胀满，胁肋胀痛，疼痛每因情志变化而增减，女性乳房胀痛，月经不调，吸气频作，得吸气而胀痛稍舒，口苦咽干，目眩。舌淡红，苔薄黄，脉弦而数。

病案

张某，男，58 岁。2020 年 10 月于北京中医药大学国医堂就诊。

患者胁肋胀痛 1 周，走窜不定，甚则引及胸背肩臂，疼痛每因情志变化而增减，胸闷腹胀，吸气频作，纳少口苦。舌红苔黄，脉弦。

病机：情志郁结，郁而化火。

治法：疏利三焦，清肝泻火。

水针刀治疗：a 针取后关节囊外缘筋结点，b 针取横突间肋间神经出口处，c 针取肋间神经疼痛点；配合筋骨针法，刺液门透中渚、行间透太冲、期门透乳根、章门透大包、阳陵泉。

中渚为手少阳三焦经输穴，所注为输，可调畅三焦气机。期门为足厥阴肝经与足太阴脾经之会，与太冲相配，能疏调肝脾，泄浊阴之气，主治气逆胸满胁痛。阳陵泉为足少阳胆经之合穴，清泻胆火，疏肝利胆，功似柴胡、竹茹，治胸胁胀痛，针用泻法，通关开窍，疏经活经，则痛可缓止。章门为脾之募穴、五脏之会，可助运化精微而统血。

处方：柴胡四逆散加减。柴胡 15g，青皮 10g，芍药 30g，枳壳 10g，姜栀子 10g，木香 6g，佛手 10g，姜黄 15g，炙甘草 9g，丝瓜络 30g（引子）。

方解：柴胡疏肝解郁，宣发少阳气机；芍药平肝止痛，补血柔肝，敛阴收汗；枳壳理气宽中，行滞消胀，化痰消积；青皮疏肝解郁，理气化滞；木香行气止痛；佛手疏肝理气，和胃止痛；姜黄温经活络；炙甘草调和诸药；引经药丝瓜络通经活络。

服上方 3 剂，针 1 次，症状减轻。继服 6 剂，针 6 次，症状消失。随访半年无复发。

2. 肝脾不和　胁肋胀痛，走窜不定，甚则引及胸背肩臂，疼痛每因情志变化而增减，胸闷腹胀，胃脘胀闷，纳少口苦。舌苔薄白，脉弦。

病案

徐某，男，56 岁。2019 年 10 月于北京中医药大学国医堂就诊。

患者两胁肋窜痛近半年，常在心情不畅时发作或加重，以右侧为甚。近来饮食日减，纳谷不香，胃脘胀闷，嗳气后稍舒，偶有失眠，二便正常。舌苔薄白，脉弦。

病机：肝郁气滞，肝脾不和。

治法：疏肝理气，调和肝脾。

水针刀治疗：a 针取后关节囊外缘筋结点，b 针取横突间肋间神经出口处，c 针取肋间神经疼痛点；配合筋骨针法，行间透太冲、期门透乳根、章门透大包、脾俞、阴陵泉。

太冲为足厥阴肝经之输穴，亦为原穴，功能疏肝解郁。期门为足厥阴肝经与足太阴脾经之会，与太冲相配，能疏调肝脾，泄浊阴之气，主治气逆胸满胁痛。脾俞乃脾之精气聚会之所，功能健脾益气利湿，消纳水谷，调运升降气机，凡中阳不振、水湿内停者，用之尤宜。阴陵泉为足太阴脾经之合穴，降逆利水以健脾。

处方：柴胡四逆散加减。柴胡 15g，枳实 10g，白芍 15g，焦白术 15g，川朴 15g，佛手 10g，姜黄 15g，木香 6g，炙甘草 9g，生姜 9 片，炒小米 90g。水煎服。

方解：柴胡四逆散疏利肝胆，条达气机，为治气滞胁痛之良方也。柴胡既能疏肝理气，又能解郁升散。芍药补肝体，泻肝用，补肝之阴血，泻肝气之亢盛，又可扶脾抑肝，缓急止痛。枳实为臣，用以破气，泻脾气之壅滞，助中焦运化。柴胡与枳实同用，条达气机，一升一降，脾之清阳得升，胃之浊阴得降。甘草缓急止痛，补中益气，调和诸药。

服上方 3 剂，针 3 次，症状减轻。继服上方 6 剂，针刺 5 次，症状消失。随访半年无复发。

【注意事项】

在脊柱旁 3cm，肋间神经出口处进针时，水针刀与皮肤呈 60° 角，避免损伤胸腔。

第六节　强直性脊柱炎

【概述】

强直性脊柱炎属于中医学痹证中的"骨痹"范畴，也有称其为"竹节风""龟背风"者。

本病多发于青壮年男性，又称为青春期脊柱炎，属自身免疫性疾病。强直性脊柱炎在风湿病中发病率较高，致病因子常侵袭骶髂关节和脊柱横突结节，以及各种韧带和肌肉组织，使骨质硬化、韧带骨化、肌肉纤维化而致脊柱前屈挛缩。其病变往往由骶椎向腰椎、胸椎、颈椎发展，使各骨关节活动受限，功能障碍，脊柱强直而出现难以逆转的高度驼背。

本病主要累及脊背部位，背部为督脉经筋与太阳经筋循行之处，督脉为阳脉之海，总督一身之阳气，太阳经筋毗邻督脉经筋，为十二经脉之首。

【病因病理】

1. **中医认识**　《素问·痹论》曰："骨痹不已，复感于邪，内舍于肾。……肾痹者……尻以代踵，脊以代头。"肾主骨、主藏精，而精生髓，髓居于骨中，骨赖髓以充养。如肾精充足，则骨髓生化有源，骨骼得髓的充养而坚固有力；反之，肾精虚亏，督脉瘀滞，骨髓化源不足，不能充养骨骼，则出现骨脆无力。另外，肾虚易感受外邪，风寒湿邪乘虚而入，发为痹证，致骨质疏松，脊柱弯曲变形、功能丧失等。

2. **西医认识**　本病与遗传、感染、自身免疫、内分泌功能障碍，以及外伤、精神创伤等因素有关。

【临床表现与检查】

1. 临床表现

（1）发病年龄多在 15 ~ 40 岁，其中 25 岁以下发病率最高，男性多见。

（2）多有家族发病倾向。

（3）早期常有晨起僵硬和下腰背痛，活动后可减轻。重症患者可伴有发热、乏力、食欲减退、消瘦等症状。

（4）大多数患者为骶髂关节首先受累，以后上行发展至腰椎、胸椎、颈椎，髋关节也可受累。

（5）多表现为疼痛、功能受限、畸形，尤其是腰椎的前屈、侧弯、后仰功能均受限，胸部扩张受限。

（6）可有虹膜睫状体炎现在症或既往史。

（7）非甾体抗炎药（NSAIDs）能迅速缓解症状。

2. **X线检查**（图9-8）

（1）颈椎：生理曲度变直，椎间隙变窄、增生，小关节面毛糙，关节囊肥厚、密度增高，项韧带、前后纵韧带变性、钙化、骨化。

（2）胸椎：过度弯曲呈驼背状或强直，椎体呈"竹节样"改变，前后纵韧带肥厚、硬化、钙化，椎体及小关节增生，椎间隙宽窄不等。

（3）腰椎：生理曲度变直，椎间隙宽窄不等，部分患者有腰椎间盘突出症影像学表现，椎体呈"竹节样"改变，前后纵韧带硬化、钙化。

（4）骶髂关节：早期椎间隙不清楚，病史长者椎间隙变窄或融合。

3. **其他诊断标准**　目前临床常用1984年修订的纽约标准来诊断强直性脊柱炎。

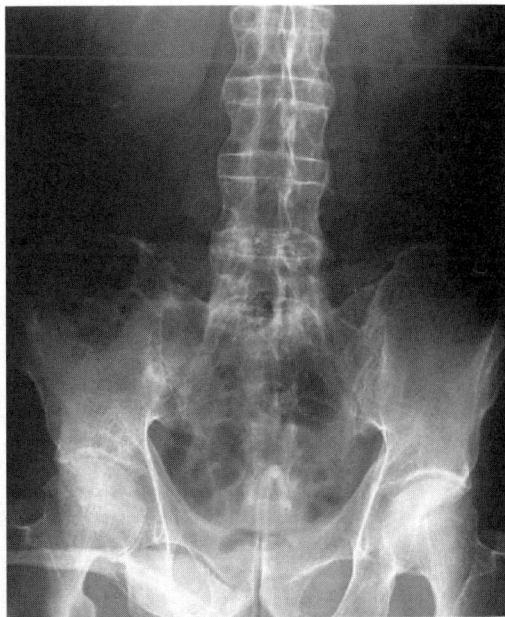

图9-8　强直性脊柱炎脊柱和骶管"竹节样"改变

【治则治法】

温补肾阳，活血通络，松解硬化，分离筋结。

【治疗步骤】

1. **松解液**　风湿宁松解液。

2. **针具**　扁圆刃水针刀。

3. **定位**　脊柱三突上三针法定位。

4. **针法**　"八"字松筋法、筋膜弹拨松筋法。

5. **体位**　俯卧位。

6. **操作步骤**　按"一明二严三选择"的操作规程，结合X线片所示，让患者俯卧在治疗床上，在脊柱背面三突及椎周软组织选取三针法治疗点，皮肤常规消毒，戴无菌手套，铺无菌洞巾，具体操作如下（图9-9）：

a针：棘间筋结点，在驼背的最高点棘间。选取扁圆刃水针刀，快速透过皮层，逐层分离棘上韧带、棘间韧带3～6针，再用水针刀横行松解3～6针，回抽无血，注射松解液2mL，快速出针，贴创可贴。

b针：关节囊筋结点，在棘突旁开1.5cm左右关节囊处，选取1～3个节段，取3～6个治疗点。水针刀快速进针达筋膜层，逐层分离筋膜层和竖脊肌，回抽无血，注射松解液2mL，快速出针，贴创可贴。

c针：横突间筋结点，在棘突间旁开3cm。取扁圆刃水针刀，斜行进针，逐层松解分离筋膜结节3～6针，针下有松动感时，回抽无血，每点注射松解液2～3mL，同时注射中浓度医用三氧5～10mL，快速出针，贴创可贴。

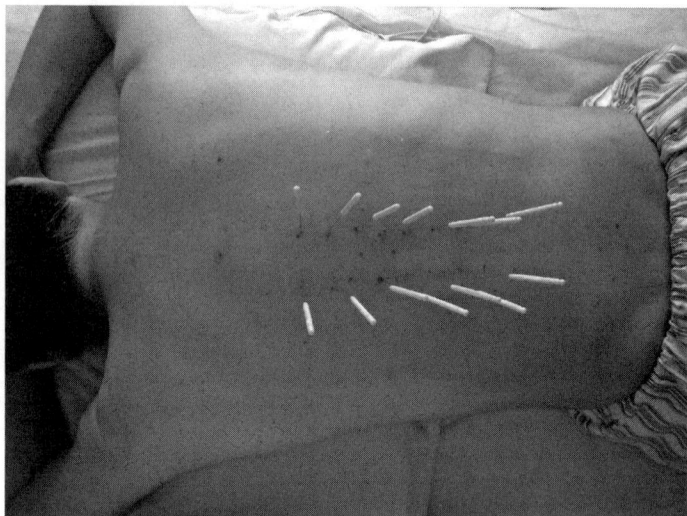

图9-9 强直性脊柱炎进针示意图

上述治疗结束后，再松解胸腹部弓弦受力点：a针取剑突根部股直肌起点，b针取耻骨结节上缘，c针取腹直肌腱，选用扁圆刃水针刀，斜行进针达筋膜层，用筋膜扇形松筋法松解3～6针，回抽无血，注射松解液1～2mL。

每周治疗2～3次，4～5周为1个疗程。

部分病情严重、背部肌纤维粘连广泛的患者，应用巨型筋骨针行筋膜撬拨松筋法治疗。

【手法治疗】

每次松解术后，均要进行手法按摩，常用按、揉、擦、扣、推、捏等手法。让患者俯卧于治疗床上，术者用拇指在脊柱两侧竖脊肌部位反复揉按，从上到下，上至颈椎，下至尾椎，然后令患者仰卧，再反复提拿患者双侧腹直肌，操作20～40遍。每天2次。

【注意事项】

1. 术前做中药外敷，术后局部以中频照射，每日1次，每次20～30分钟。

2.在横突间隙松解时，水针刀应与脊柱呈 60° 角进针，避免垂直进针，严防刺入胸腹腔。

3.术后可行牵引治疗，运用电动式腰椎牵引床，重量选择 20 ～ 40kg，每天牵引 3 ～ 10 小时，如此持续缓慢牵引至出院。

4.术后要坚持功能锻炼：①每日坚持做 3 次俯卧撑，每次 30 ～ 50 个。②自我按摩、提拿腹直肌，每日 3 次，每次做 30 ～ 50 遍，出院后仍需坚持 3 ～ 5 个月。③自我练功：做广播体操，每个动作应尽力完成；脊柱后伸前屈运动，尽量达到最大幅度，早晨起床后和晚上睡觉前各做 1 次，每次做 50 ～ 100 遍；飞燕式锻炼，每日做 30 ～ 60 次，可逐渐增加锻炼次数。

【典型病案】

王某，男，47 岁。2020 年 12 月于北京中医药大学国医堂就诊。

患者脊背部疼痛 3 年余，腰部疼痛较重，脊背前屈、侧弯、后仰活动受限，伴腰背、下肢冷痛，性功能减退，劳累后加重。触诊：脊背部督脉经筋与左右太阳经筋僵硬，有筋结形成，压痛、酸胀不适。舌淡，苔薄白，脉沉细无力。

病机：督脉失荣，寒湿痹阻。

治法：温肾补督，祛痹通络。

水针刀治疗：a 针取棘间筋结点，在驼背的最高点棘间；b 针取关节囊筋结点，在棘突旁开 1.5cm 左右关节囊处，选取 1 ～ 3 个节段，取 3 ～ 6 个治疗点；c 针取横突间筋结点，在棘突间旁开 3cm。配合筋骨针法三关定位法松解督脉经筋与左右太阳经筋筋结点，以枕阳关、颈阳关、胸阳关、腰阳关、尾闾关等筋结为主，纵向进针，采用筋膜弹拨法，逐层松解 6 ～ 9 针，回抽无血，每点注射风湿宁注射液 1 ～ 2mL，术后贴创可贴。每周 2 ～ 3 次，3 ～ 5 周为 1 个疗程。

灸法：以督脉龙火灸为主，重点灸肾俞、气海、关元、命门。每日 1 次，2 ～ 3 周为 1 个疗程。

水针刀松解筋结点，可疏利经筋，活血通络，开督脉之阳气，散骨节之寒湿。艾灸可温补阳气。肾俞补肾益气；气海为生气之海，功能行气调滞；关元与气海相配，行下焦阴络之瘀；命门培补肾阳。

处方：麻黄附子细辛汤合真武汤加减。麻黄 9g，细辛 6g，炮附子 15g，干姜 15g，肉桂 9g，狗脊 30g，赤芍 15g，覆盆子 15g，淫羊藿 15g，云苓 10g，炒苍术 10g，姜黄 20g，炙甘草 9g，黄酒 60mL（引子）。6 剂，每日 1 剂，水煎分 3 次服。

方解：麻黄发汗散寒，解表祛邪；细辛解表散寒，祛风通窍止痛；附子入心、肾、脾经，回阳救逆，补火助阳，散寒止痛；干姜温里散寒；肉桂引火归原；狗脊温阳补肾；赤芍散瘀止痛；覆盆子、淫羊藿温补肾阳；云苓、炒苍术燥湿健脾，祛风散寒；姜黄温经止痛；炙甘草调和诸药；黄酒为药引，活血散寒。诸药合用，具有温补肾阳、通络止痛之功。

服上方 6 剂，针 6 次，症状明显减轻。上方继服 6 剂，针 12 次，加艾灸神阙、命门，痊愈。随访 1 年无复发。

第十章　腰骶部病变

第一节　第 3 腰椎横突综合征

【概述】

第 3 腰椎横突综合征属中医学痹证中"腰痹"范畴，是由于急性扭伤或劳损，使附着在第 3 腰椎横突周围的肌腱、韧带、筋膜发生损伤，局部炎性渗出、粘连，形成结节，引起以腰部、臀部疼痛为主要表现的疾病。第 3 腰椎横突综合征是疼痛科的常见病、多发病，多见于重体力劳动者。

【病因病理】

1. **慢性劳损**　第 3 腰椎横突由于解剖学和生物力学的因素，所受的应力较大。腰椎前屈、侧弯及旋转运动时，易致横突尖端附着的软组织出现肌肉撕裂、小血管破裂等病理变化，引起组织水肿，压迫和刺激腰神经后支的外侧支，引起所支配的肌肉痉挛，并在局部形成纤维化、瘢痕样组织，出现一系列症状。

2. **外伤、扭伤**　当人体负重或搬抬重物时，如姿势不当或突然扭转，就会使附着在横突末端的软组织产生损伤，造成撕裂、出血、水肿，肌肉痉挛，形成粘连、结节，腰背活动受限，导致腰部疼痛。

3. **中医认识**　中医学认为，本病是肾虚和风寒所致，常用补肾祛风散寒、疏通经络法治疗。

【临床表现与检查】

1. 腰部酸痛，活动受限，严重时影响日常生活及工作，疼痛可达臀部及大腿前方。
2. 轻者晨起腰部不适，疼痛难忍，稍活动可缓解。
3. 多见一侧腰臀部酸胀、沉痛，可向大腿后上侧和外侧放射。
4. 屈曲试验阳性：身体侧向旋转症状加重，腰部活动受限。
5. 第 3 腰椎横突尖部单侧或双侧有敏感压痛点或阳性结节。

【治则治法】

筋骨并重，活血化瘀，松解结节，分离粘连。

【操作步骤】

1. **松解液**　腰痛宁松解液 3 ～ 6mL。
2. **针具**　扁圆刃水针刀。
3. **定点定位**　L2 ～ L3 棘突间旁开 3 ～ 5cm。
4. **针法**　筋膜扇形松筋法。
5. **体位**　俯卧位。
6. **操作步骤**　按"一明二严三选择"操作规程，结合 X 线片所示，令患者俯卧于治疗床上，用指节定位法，在竖脊肌外缘髂嵴最高点，四指屈曲，中指指背所抵压的骨突即是第 3 腰椎横突尖。皮肤常规消毒，戴无菌手套，铺无菌洞巾，具体操作如下（图 10-1，图 10-2）：

水针刀快速透皮进针，方向与脊柱纵轴平行，达筋膜层，逐层分离筋膜结节，部分结节可达 L3 横突，应用筋膜扇形松筋法，逐层松解筋膜结节 3 ～ 6 针，针下有松动感时，回抽无血，每点注射松解液 2mL，快速出针，贴创可贴。或选用微型水针刀，快速斜行向外下进针，达皮下筋膜结节层，应用筋膜扇形松筋法，松解筋膜结节 3 ～ 6 针，回抽无血，每点注射松解液 2mL。每周治疗 2 ～ 3 次，4 ～ 5 周为 1 个疗程。

病程长、粘连范围广的患者，在水针刀松解术及注射松解液后，每点注入中浓度医用三氧 10 ～ 15mL，加压冲击注射，以增加气体松解作用，改善病灶区的缺氧状态，减少软组织粘连，减轻疼痛症状。一般 1 次即可治愈，如不愈可隔 3 天重复施术 1 次。

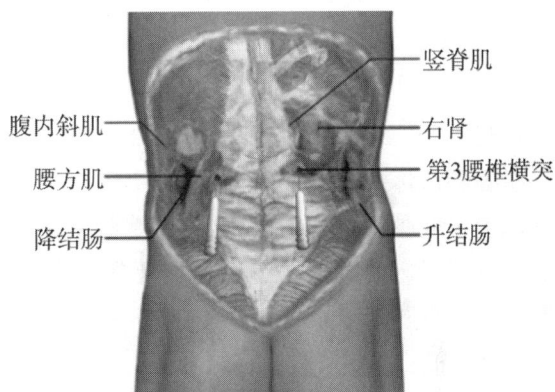

图 10-1　第 3 腰椎横突综合征进针示意图

竖脊肌
右肾
第3腰椎横突
升结肠
腹内斜肌
腰方肌
降结肠

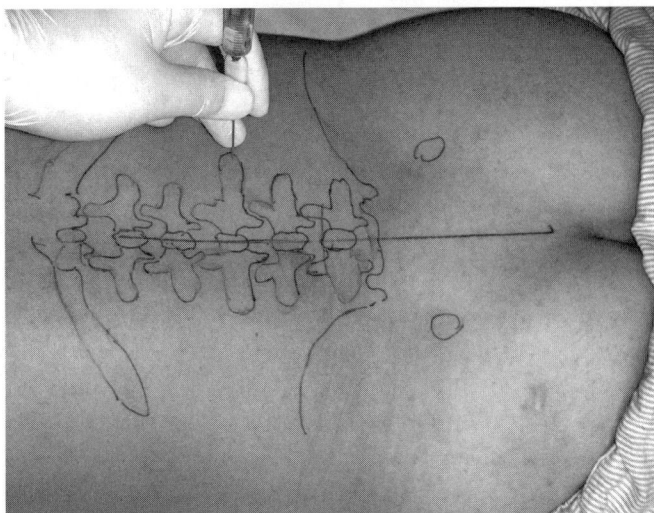

图 10-2　第 3 腰椎横突综合征微创入路图

【手法治疗】

1.患者俯卧在治疗床上，术者先用擦法放松患侧横突部位肌肉，然后用双手拇指按压在患侧横突尖端部位，反复弹拨松解。

2.患者站于治疗床上，双手前伸，屈背屈髋，双手伸向足端摸脚，做屈体运动10次，使病变横突尖得到彻底松解。

3.患者站于墙边，足跟和腿都紧靠墙壁，低头，脊柱做前屈动作，伸双手向地面，当屈曲达最大限度后，术者在患者背部用力下压（用力要适当），反复操作2～3次。一般患者均可以手指或手掌触地。每日1次，5～7次为1个疗程。

【注意事项】

1.术前做中药外敷，术后局部以中频照射，每日1次，每次20～30分钟。

2.水针刀治疗时，避免向内上进针，防止进入腹腔损伤内脏。

3.在筋膜结节松解时，针刀下有松动感即可回抽注药，不宜进针过深。

【典型病案】

石某，女，26岁，河南开封人。2023年9月12日来南阳福远堂中医院求治。

患者腰部疼痛3年，右侧腰臀部钝痛。腰部曾感受风湿之邪，冷痛重着，转侧不利，逐渐加重，每遇阴雨天或腰部感寒后症状加重，痛处喜温，得热则痛减，苔白腻而润，脉沉紧或沉迟。入院X线检查无明显腰骶部病变。查体：右侧第3腰椎横突可触摸到阳性结节，压痛明显。

西医诊断：第3腰椎横突综合征。

中医诊断：腰痹证。

辨证：风寒湿痹证。

治法：祛风除湿，通络止痛。

水针刀治疗：选择肋弓下缘平第2腰椎棘突、第2～3腰椎棘突旁开3～5cm为治疗点。

处方：麻黄附子细辛汤加减。麻黄、制附片、细辛、苍术、姜黄、赤芍、黑豆、炙甘草、生姜、大枣。3剂，水煎服，每日1剂，早晚分服。

服上方3剂，针1次，症状明显减轻。第3次治疗后痊愈。随访1年无复发。

第二节　腰椎间盘突出症

【概述】

腰椎间盘突出症属于中医学"腰腿痛""腰痛"等范畴，以自觉腰部疼痛为主症，又称"腰脊痛"。腰为肾之府，肾经贯脊属肾，膀胱经夹脊络肾，督脉并于脊里，故本病与足少阴肾经、足太阳膀胱经及督脉等关系密切。本病主要是由外感风寒湿邪、外伤劳损或肾气不足等，导致经络不通或经络失养，引起"不通则痛"或"不荣则痛"。西医学认为，腰椎间盘突出症是由于腰椎间盘发生退变及外力损伤等因素，使椎间盘的纤维环破裂，髓核组织从破裂之处突出于后方或椎管内，导致相邻脊神经根遭受刺激或压迫，从而产生腰部疼痛，一侧下肢或双下肢麻木、疼痛等一系列临床症状。腰椎间盘突出症以 L4 ～ L5、L5 ～ S1 发病率较高，约占 95%。椎间盘是连接椎体的重要装置，由两部分构成，即纤维环和髓核，上下面借软骨板与椎体相连。椎间盘具有保持脊柱的高度，连接椎间盘上下两椎体，使椎体表面承受压力的作用。

水针刀治疗腰椎间盘突出症优点为安全、疗效确切、抗复发作用强。通过三针法定位，对椎管内外的软组织进行分离松解，解除脊神经压迫，同时可以注射腰痛宁松解液，消除椎管内外无菌炎症，改善局部微循环，增加椎管内外的血流量，纠正管内外的缺血缺氧状态。

【病因病理】

1. **损伤与劳损**　损伤与劳损性退变导致椎间盘纤维环破裂而出现髓核膨出、突出或脱出。突出的椎间盘压迫下腰部神经根是除椎管内肿瘤及畸形以外造成腰腿痛的主要原因。但大量的临床和实验研究显示，除突出间盘对神经根的机械压迫外，其他因素也发挥了重要作用。脱出髓核内释放的化学物质，以及突出间盘造成椎体侧后方静脉血流淤滞引起的无菌性炎症所产生的化学物质均可引起神经痛。这些释放出来的化学物质包括 P 物质和磷酸酶 A_2。它们可以刺激分布于小关节囊、后纵韧带及纤维环表面的细小神经或神经末梢而引起疼痛。另外，椎间盘脱出后，使椎轴平衡力失调，发生动力学改变，导致周围的软组织发生损伤、挛缩。椎间盘髓核突出、脱出与膨出，以及下腰部神经根与椎间盘的关系见图 10-3 和图 10-4。

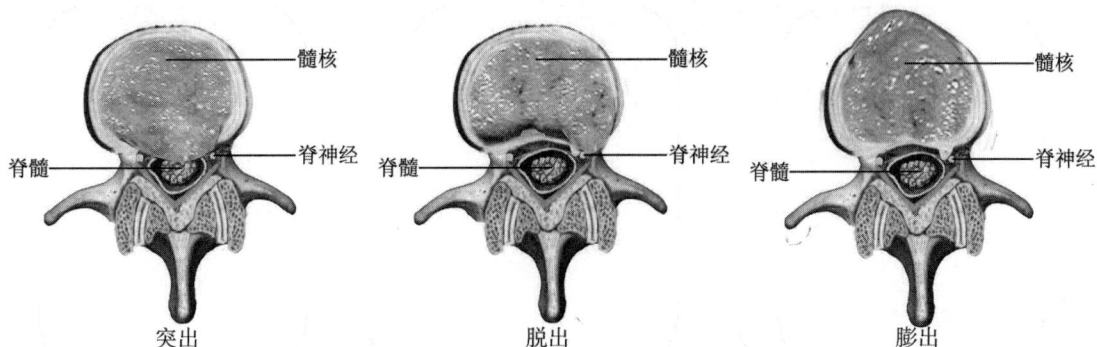

图 10-3　椎间盘髓核突出、脱出与膨出示意图

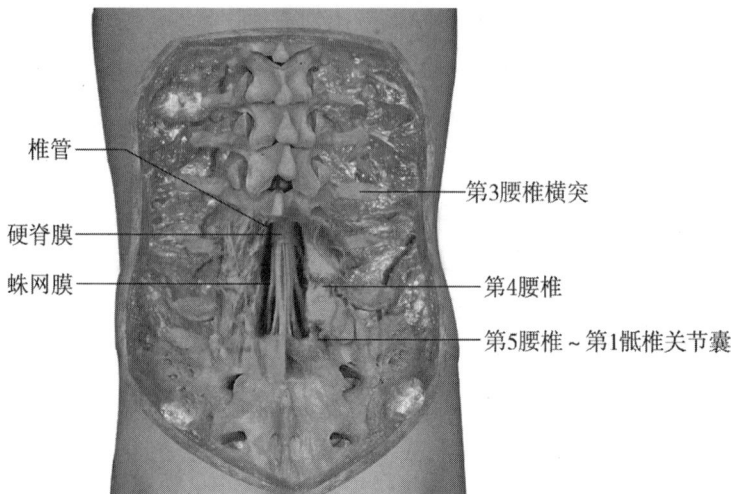

图 10-4　下腰部神经根与椎间盘的关系

2. 中医认识

（1）外邪侵袭：风寒湿热之邪侵及人体，着于腰部，脉络受阻，或因腰部有过损伤与劳损，局部抵抗力减弱，外邪乘虚侵袭，流窜经络，脉络痹阻，发展为腰椎间盘突出症。临床多见风寒湿型，其次为湿热型。中医学认为湿热型既可因直接感受湿热之邪引起，也可以由风寒湿之邪郁久化热而成。

（2）肝肾亏虚：肝肾亏虚导致腰椎间盘突出症是中医学所特有的认识，是中医治疗腰椎间盘突出症的核心。肾主骨，肝主筋，因而本病多为肾虚或肝肾两虚，既可因邪恋日久，损及肝肾，也可因劳伤筋骨，内耗气血而致。另外，临床还可见肝肾素虚者。本型腰椎间盘突出症虽属虚证，但临床所见多为虚实兼夹，在治疗中当分清标本虚实。

【定位诊断】

1. L1 ～ L3 **椎间盘突出**　患者表现为腰背痛，伴腹部疼痛，向腹股沟区放射；多由外伤引起。

2. L3 ～ L4 **椎间盘突出**　患者表现为腰背痛，并伴下腹部疼痛，并向大腿前内侧内收肌群放射；大部分由退行性病变引起。

3. L4 ～ L5 **椎间盘突出**　患者表现为腰骶部疼痛，伴臀部、大腿后疼痛，并向小腿前外侧，包括足背部、蹬趾部放射；多见于急性扭伤。

4. L5 ～ S1 **椎间盘突出**　患者表现为腰骶部疼痛，并伴髋部疼痛，并向大腿外侧、小腿后外侧、外三足趾部放射；多见于急性扭伤。

【临床表现与检查】

1. 临床表现

（1）有腰部外伤、慢性劳损或受寒湿史，大部分患者在发病前有慢性腰痛史。

（2）常发生于青壮年。

（3）腰痛向臀部及下肢放射，腹压增加（如咳嗽、打喷嚏）时疼痛加重。

（4）脊柱侧弯，腰部生理曲度消失；病变部位椎旁有压痛，并向下肢放射；腰部活动受限。

（5）下肢受累神经支配区有感觉过敏或迟钝，病程长者可出现肌肉萎缩，直腿抬高或加强试验阳性，膝反射、跟腱反射减弱或消失，趾背伸力减弱。

2. X 线检查　脊柱侧弯，腰生理前凸消失，病变椎间盘可见变窄，相邻边缘有骨赘增生。

3. CT、MRI 检查　可显示腰椎间盘突出的部位及程度。

另外，对于同时出现双下肢坐骨神经痛伴二便失禁、马鞍区麻木的患者，首先要考虑中央型巨大椎间盘突出症的可能。本型腰椎间盘突出症不属于水针刀疗法的治疗范围，建议采取骨科手术治疗。

【治则治法】

中西医结合，筋骨并重，活血化瘀，松解结节，分离粘连。

【治疗步骤】

1. 松解液　腰痛宁松解液 6 ～ 9mL。

2. 针具　扁圆刃水针刀。

3. 针法　"八"字松筋法、旋转松筋法。

4. 体位　俯卧位。

5. 操作步骤　按"一明二严三选择"操作规程，结合 X 线片或 CT 所示，令患者俯卧于治疗床上，在病变腰椎周围选取 3 个进针点，皮肤常规消毒，戴无菌手套，铺无菌洞巾，具体操作如下（图 10-5 至图 10-7）：

a 针：椎间孔内口，位于棘突间旁开 0.8 ～ 1cm。选用扁圆刃水针刀，快速纵向进针，透过筋膜层及黄韧带，与神经根平行以"八"字松筋法、旋转松筋法分离 3 针，回抽无血，注入松解液 3mL，可注射高浓度医用三氧 2 ～ 6mL，快速出针，贴创可贴。

b 针：关节囊处压痛点。水针刀纵向进针，达关节囊，逐层松解 3 ～ 6 针，回抽无血，注入松解液 3mL，快速出针，贴创可贴。

c 针：椎间外口，位于棘突间旁开 3.5cm 左右。水针刀与脊柱呈 60° 角，以"八"字入路法穿透皮层、皮下层、浅深筋膜、竖脊肌，从下位横突上缘进入椎间孔外口，先回抽检测，然后以旋转松筋法松解 9 ～ 12 针，让患者做足背伸试验，回抽无血，注射松解液 5 ～ 8mL，注射中浓度医用三氧 10 ～ 20mL，快速出针，贴创可贴。

每周治疗 2 ～ 3 次，4 ～ 5 周为 1 个疗程。

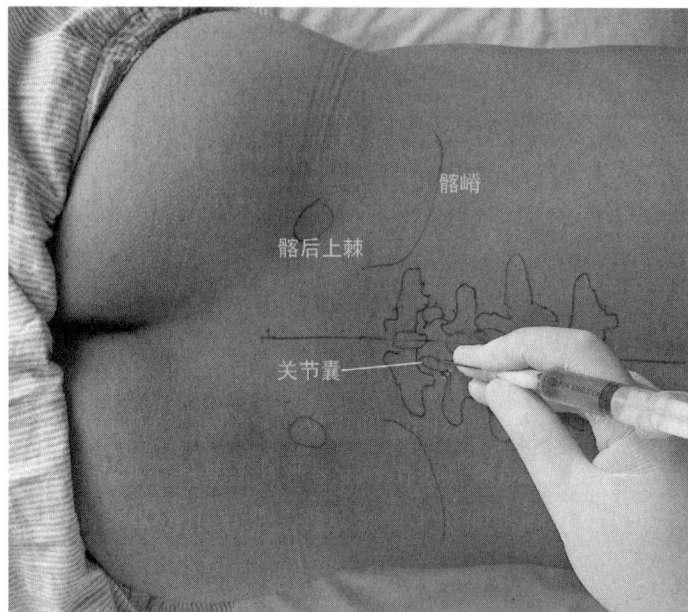

图 10-5　腰椎间孔内口入路图

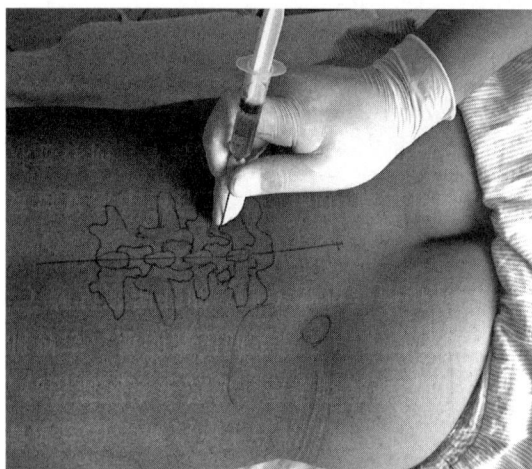

图 10-6　腰椎小关节囊入路图

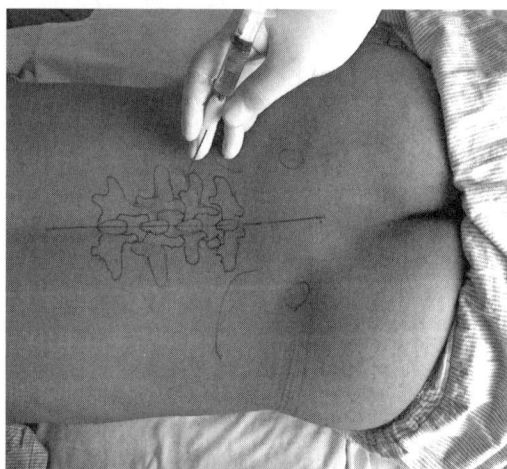

图 10-7　腰椎间孔外口入路图

治疗时配合水针刀三氧融盘术，术后在下肢腘绳肌筋膜间室及小腿三头肌筋膜间室反射点用筋膜弹拨法治疗。急性期可采用放血疗法，放出少量血液，有改善血液循环，促进新陈代谢的作用。

【注意事项】

1. 术前做中药外敷，术后局部以中频照射，每日 1 次，每次 20 ～ 30 分钟。

2. 在椎间孔内口进针时，避免向内上提插进针，防止损伤蛛网膜及马尾神经。

3. 急性期全身制动，卧床休息 3 ～ 5 周。

4. 术后 3 个月内禁止弯腰负重、骑单车。

5. 腰部制动，腰围固定 5 ～ 7 周。

6. 无论休息或运动，均要求采取肩臀水平位和腰臀水平位。

7. 坚持脊椎平衡运动，每天倒走训练，每次 30 分钟，每天 2 次。

8. 口服非甾体抗炎药物及活血化瘀类中成药。

【典型病案】

夏某，男，46 岁，河南平顶山人。

患者于 2012 年 3 月 15 日，因搬抬钢板引起腰部急性疼痛，伴右下肢疼痛，在当地骨科医院就诊。CT 检查：L4 ～ L5 椎间盘向右后方突出，硬膜囊受压。后经多家医院治疗，疗效不佳，经人介绍来南阳福远堂中医院求治。查体：L4 ～ L5 棘突间压痛明显，右臀部可触及条索状结节物压痛、拒按，并向下肢放射；直腿抬高试验（＋），仰卧屈颈试验（－），趾背屈试验（＋）。

2012 年 3 月 26 日行水针刀松解术，同时注入医用三氧 30mL，治疗后行手法复位及骨盆牵引。施术 1 次，患者症状大部分消失，于 7 日后行第 2 次水针刀松解术，所有症状消失，行走如常，观察 1 周后，巩固治疗 1 次而痊愈。随访 1 年无复发。

第三节　腰椎术后综合征

【概述】

腰椎术后综合征多数指腰椎间盘术后综合征，临床中较为多见，大约有 15% 的患者腰椎间盘手术后出现不同程度的遗留症状。手术破坏了脊柱正常结构的完整性，影响脊柱的动态力学关系，导致脊柱失稳，影响腰部正常生理功能，从而出现腰、背、臀部疼痛，伴有下肢放射性麻木、疼痛，以及功能障碍等一系列证候群。水针刀疗法治疗腰椎术后综合征具有确切疗效。

【病因病理】

本病是因为腰椎手术时切除了椎板、棘突、小关节突等，或者手术时损伤了局部的软组织，或术后瘢痕组织形成，破坏了脊柱正常结构的完整性及脊柱的稳定性，出现腰椎力学的改变，当人体受到动态或者静态的损伤时，则导致局部肌肉、肌腱、韧带等软组织受损，或者神经、血管受压迫，从而出现腰痛、背痛，同时可伴有向下肢放射的疼痛。

腰椎间盘手术失败的主要原因有腰椎间盘突出合并椎管狭窄松解不彻底、椎管内硬膜外瘢痕组织粘连所致椎管狭窄、多间隙突出遗漏、髓核取出不彻底等，症状多为椎管内硬膜外瘢痕粘连、椎管狭窄等压迫和刺激脊神经根所致。

【临床表现与检查】

1. 有腰部手术史。

2. 腰背部僵硬、疼痛，弯腰活动受限，活动时疼痛加重；部分患者瘢痕粘连过重，脊柱背伸、侧弯活动困难。

3. 部分脊柱侧方的瘢痕过深可累及坐骨神经，出现下肢疼痛。

4. 可伴有腰骶部疼痛，出现男性阳痿、性欲低下，女性痛经、闭经、不孕等生殖系统病变。

5. 腰部动静触诊：腰椎棘间、后关节囊及腰臀部有明显压痛，直腿抬高试验阳性。

【治则治法】

筋骨并重，活血化瘀，松解结节，分离粘连。

【治疗步骤】

1. **松解液** 腰痛宁松解液 10mL。

2. **针具** 扁圆刃水针刀。

3. **针法** "八"字松筋法、筋膜扇形松筋法、筋孔旋转松筋法。

4. **体位** 俯卧位。

5. **操作步骤** 按"一明二严三选择"的操作规程，令患者俯卧，腹下垫一薄枕，在原手术瘢痕处选取治疗点。常规消毒后，铺无菌洞巾，戴无菌手套，具体操作如下（图 10-8）：

a 针：棘突两侧方及上下缘。选取小号扁圆刃水针刀，在棘突上下缘采用"八"字松筋法松解分离 9 ～ 12 针，在棘突两侧采用筋膜扇形松筋法分离 3 ～ 6 针，回抽无血，注入松解液 3mL，快速出针，贴创可贴。

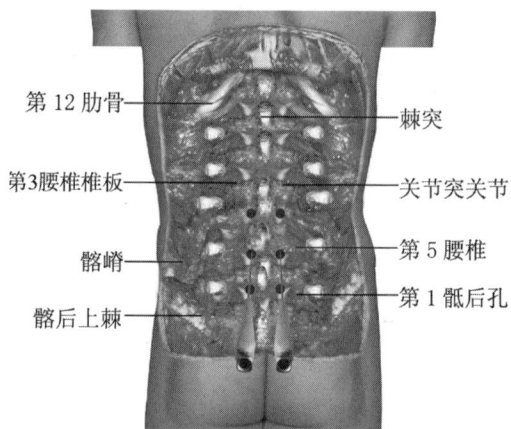

图 10-8 腰椎术后综合征进针示意图

b 针：患节后关节囊外缘。选取扁圆刃水针刀，快速纵向进针，逐层松解分离达关节囊内外缘，采用筋膜扇形松筋法分离 3 ～ 6 针，回抽无血，注入松解液 3mL，快速出针，可以放瘀血，贴创可贴。

c 针：横突间肌、横突间韧带附着点及椎间孔外口。选取扁圆刃水针刀，在横突间肌、横突间韧带附着点快速纵向进针，采用筋膜扇形松筋法分离 3 ～ 6 针，在椎间孔外口部位采用"八"字进针法，逐层切松解分离，行"八"字松筋法松解，达椎间孔外口，行筋孔旋转松筋法分离 3 ～ 6 针，回抽无血，注入松解液 3mL，快速出针，贴创可贴。

每周治疗 2 ～ 3 次，4 ～ 5 周为 1 个疗程。

【注意事项】

1. 术前做中药外敷，术后以中频照射，每日 1 次，每次 20 ～ 30 分钟。

2. 在棘突间治疗时，进针不宜过深，以免损伤脊髓。

3. 在椎间孔外口治疗时，必须采用"八"字松筋法，以免损伤局部神经、血管。

4. 注意适当休息，劳逸结合，治疗后应坚持睡硬板床。

【典型病案】

孙某，男，45 岁，江苏南京人。2023 年 5 月 6 日来南阳福远堂中医院求治。

患者因 L4 ～ L5、L5 ～ S1 椎间盘突出症术后 1 年，仍感觉腰部疼痛，伴双下肢麻木、疼痛，2009 年在当地医院手术后下肢疼痛症状有所缓解，但腰部症状及下肢麻木症状未见缓解，故来诊。查体：L4 ～ L5、L5 ～ S1 棘突间手术筋膜结节处压痛明显，左臀部可触及条索状结节、压痛；直腿抬高试验（+），趾背屈试验（+）。诊断为腰椎术后综合征，行水针刀松解术，同时注入中浓度医用三氧 20mL。治疗 1 次，症状减轻，再以水针刀松解术治疗 2 次，症状消失。观察 1 周，巩固治疗 1 次后痊愈。随访 1 年无复发。

第四节　坐骨神经痛

【概述】

坐骨神经痛，属于中医学"腰腿痛"范畴，与足三阳经筋关系密切，是以坐骨神经径路及分布区域疼痛为主的综合征。

从病因方面来看，本病可分为原发性和继发性两种。从治疗学方面来看，本病可分为根性坐骨神经痛、干性坐骨神经痛和丛性坐骨神经痛 3 种类型。

【病因病理】

1. 原发性与继发性坐骨神经痛

（1）原发性坐骨神经痛多与感染有关，受冷常为诱发因素，导致坐骨神经的间质性神经炎，从而引起疼痛。

（2）继发性坐骨神经痛主要由该神经邻近组织病变（腰椎间盘突出症、脊柱关节炎、小关节错位及梨状肌卡压等病变）损伤坐骨神经干和间接使坐骨神经受挤压所引起。

2. 根性、干性及丛性坐骨神经痛

（1）根性坐骨神经痛常见的病因是腰椎间盘膨出、突出，腰椎管狭窄，骨质增生，其

次是先天畸形、腰椎骶化、骶椎腰化、脊椎滑脱、峡部断裂。此外，外伤或软组织疾病（骨折、黄韧带增厚等）、骨关节炎症（强直性脊柱炎、脊椎结核、化脓性脊柱炎等），以及其他原因（骨质疏松症、蛛网膜下隙出血、血管疾病、肿瘤等）也可导致根性坐骨神经痛。

（2）干性坐骨神经痛：周围组织损伤或炎症，如梨状肌综合征、局限性损伤、神经纤维瘤、下肢血管瘤、臀肌萎缩等。

（3）丛性坐骨神经痛：骶髂关节炎、骨盆外伤、子宫附件炎、慢性前列腺炎、糖尿病等。

【临床表现与检查】

1.临床表现

（1）疼痛主要限于坐骨神经分布区，如大腿后部、小腿后外侧和足部；疼痛剧烈的患者可呈特有的姿势，如腰部屈曲、屈膝、脚尖着地。如病变位于神经根时，椎管内压力增加（咳嗽、用力）时疼痛加重。

（2）肌力减退的程度可因病因、病变部位、损害的程度不同而出现较大差异，可有坐骨神经支配肌肉的全部或部分肌力减弱或瘫痪。

（3）可有或无坐骨切迹处坐骨神经干的压痛。

（4）有坐骨神经牵拉征、直腿抬高试验及其等位征阳性，此征的存在常与疼痛的严重程度成正比。局部麻醉坐骨神经根或神经干此征可消失。

（5）跟腱反射减退或消失，膝反射可因刺激而增强。

（6）三指触诊法：坐骨神经出口处梨状肌压痛，坐骨结节压痛，腘绳肌群筋膜增厚、紧张、压痛，腘窝上方可有肿胀结节。

2.X线检查　可出现骨盆倾斜偏歪、骶髂关节半错位。

【治则治法】

筋骨并重，活血通络，松解结节。

【治疗步骤】

1.**松解液**　腰痛宁松解液 6～9mL。

2.**针具**　扁圆刃水针刀。

3.**针法**　筋孔旋转松筋法、筋膜弹拨松筋法。

4.**操作步骤**　按"一明二严三选择"的操作规程，选取水针刀三针点，局部常规消毒后，铺无菌洞巾，戴无菌手套，具体操作如下（图 10-9，图 10-10）：

a 针：坐骨神经出口处，梨状肌中下部。取扁圆刃水针刀，快速进针达筋膜层，松解筋膜结节 3 针，然后进入坐骨神经出口，旋转分离松解 3～6 针，针下有松动感，回抽无血，注射松解液 2mL，出针，贴创可贴。

b 针：腘绳肌群筋膜中点（相当于殷门穴）。纵向进水针刀，达腘绳肌筋膜间隙中点，应用筋膜弹拨分离 3 ～ 6 针，不提插，不横切，回抽无血，注射松解液 1mL，出针，贴创可贴。

c 针：菱形窝中点（相当于委中穴）。水针刀纵向进针，达筋膜层，弹拨分离 3 ～ 6 针，不提插，不横切，回抽无血，注射松解液 1mL，出针，贴创可贴。

每周治疗 2 ～ 3 次，3 ～ 5 周为 1 个疗程。

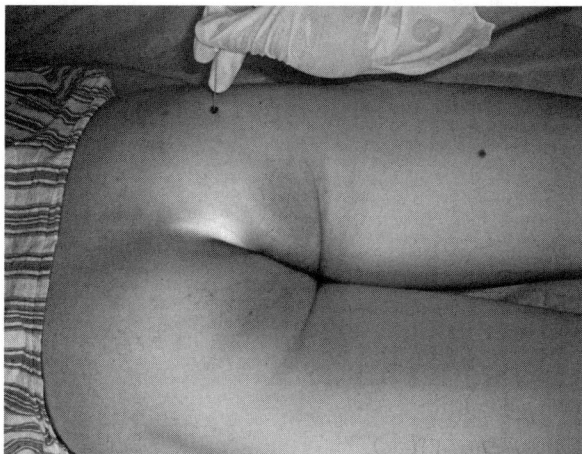

图 10-9　坐骨神经痛进针示意图

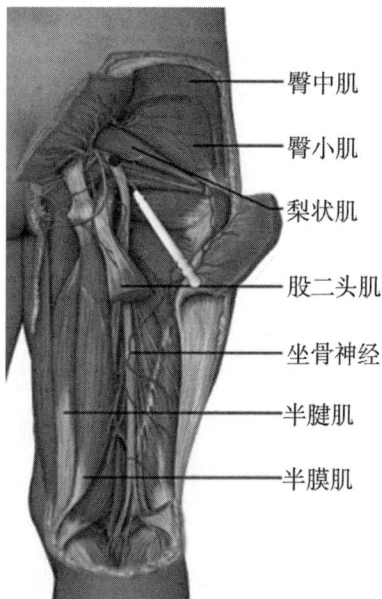

图 10-10　坐骨神经痛入路图

臀中肌
臀小肌
梨状肌
股二头肌
坐骨神经
半腱肌
半膜肌

对于病程长、粘连范围广的患者，水针刀注入松解液后，再注入医用三氧 5 ～ 10mL，局部按揉 3 ～ 5 分钟，改善病灶区的充血水肿与缺氧状态，解除肌肉神经的痉挛与软组织粘连；也可以给予手法按摩，每日 1 ～ 2 次，每次 15 ～ 20 分钟，10 次为 1 个疗程。

【典型病案】

马某，男，62 岁。2018 年 9 月于北京中医药大学国医堂就诊。

患者自述 10 年前淋雨受凉后出现右侧腰部疼痛，现劳累后疼痛加剧，曾多处就医，腰痛仍反复发作。3 天前因过度劳累而病情加重。刻下腰痛难忍，疼痛放射至左下肢。查体：直腿抬高试验阳性。触诊：坐骨神经 L4、L5 或 S1 神经根压痛，有放射痛；臀后部环跳穴压痛明显，放射至大腿后殷门穴、小腿后侧承山穴及跟部太溪穴。

辨证：太阳寒湿阻络。

水针刀疗法：先以开三关针法，针刺腰阳关三针，以筋膜弹拨法松解腰阳关、关元俞、肾俞筋结；再以干性三针（a 针取坐骨神经出口环跳穴，b 针取股二头肌与半腱肌、半膜肌筋膜间隙殷门穴，c针取小腿三头肌承山穴）及足三阳三针（束骨透京骨，侠溪透临泣，内庭透陷谷）治疗。

针2次后，腰部症状明显减轻。针3次后，腰阳关外贴吴氏痛痹散以固其本而痊愈。随访半年无复发。

【注意事项】

1. 术前做中药外敷，术后以中频照射，每日1次，每次20～30分钟。

2. 水针刀在坐骨神经出口处进针，避免提插、切割，防止损伤坐骨神经。

3. 注意适当休息，劳逸结合，治疗后应坚持睡硬板床。

第五节　腰肌劳损

【概述】

腰肌劳损属中医学"肾虚腰痛""腰痿证"等范畴。本病多为本虚标实，与足少阴经筋及足太阳经筋、督脉经筋关系密切。腰肌劳损又称功能性腰痛、慢性下腰损伤、腰臀肌筋膜炎等，实为腰部肌肉及其附着点的筋膜或骨膜的慢性损伤性炎症，是腰痛的常见原因之一，主要症状是腰或腰骶部胀痛、酸痛，反复发作，疼痛可随气候变化或劳累程度而变化，如日间劳累加重，休息后可减轻，时轻时重。本病为临床常见病、多发病，发病因素较复杂。水针刀治疗本病疗效确切、安全可靠。

腰部肌肉包括背部浅层的背阔肌，中层的竖脊肌、腰方肌，深层的腰大肌。腰大肌位于腰椎的前面腹侧，起于第12胸椎及全部腰椎侧面的横突根部，其纤维走向外下方，经腹股沟韧带之深面，止于股骨小粗隆。腰方肌起于髂腰韧带，行于髂嵴后部，止于第12肋内侧1/2的下缘、第12胸椎椎体及第1～3腰椎的横突尖部。

【病因病理】

1. *腰部慢性劳损*　由于长期弯腰，腰部的肌肉、韧带经常受牵张，出现小的纤维断裂、出血和渗出，遗留结节和组织间粘连，牵拉、压迫内在神经纤维，产生腰痛，休息后减轻，劳累后加重。

2. *迁延的急性腰扭伤*　急性腰扭伤在急性期治疗不彻底，致损伤肌肉、筋膜、韧带修复不良，产生结节和粘连，导致腰部功能障碍，出现疼痛。

3. *肌筋膜无菌性炎症*　腰背肌筋膜长期处于牵张状态，出现痉挛、缺血、水肿、粘连。

【临床表现与检查】

1. 临床表现

（1）有长期腰痛史，反复发作，其特点是持续性隐痛、钝痛、酸痛。

（2）腰背部压痛范围较广泛，压痛点多在骶棘肌、腰椎横突及髂嵴后缘等部位。

（3）肌痉挛：触诊时腰部肌肉紧张痉挛，或有硬结及肥厚感。

（4）腰痛呈波浪式，即稍活动时减轻，过累则加重，休息可减轻，但休息过久疼痛又加重。

2. X 线检查　少数患者可见先天性畸形，老年患者可见骨质增生，余无异常发现。

【治则治法】

活血化瘀，松解结节，分离粘连。

【治疗步骤】

1. **松解液**　软损宁松解液 3 ～ 6mL。

2. **针具**　扁圆刃水针刀。

3. **针法**　筋膜扇形松筋法。

4. **体位**　俯卧位。

5. **操作步骤**　按"一明二严三选择"操作规程，令患者俯卧于治疗床上，用三点定位法，在 L2 ～ L3、L3 ～ L4、L4 ～ L5 关节囊外侧方，竖脊肌中点左右，分别定 3 点。皮肤常规消毒后，铺无菌洞巾，戴无菌手套，具体操作如下（图 10-11，图 10-12）：用水针刀快速纵向进针，达筋膜层，应用筋膜扇形松筋法，松解 3 ～ 6 针，留针候气 10 ～ 15 分钟，回抽无血，注射松解液 1 ～ 2mL，快速出针，贴创可贴。

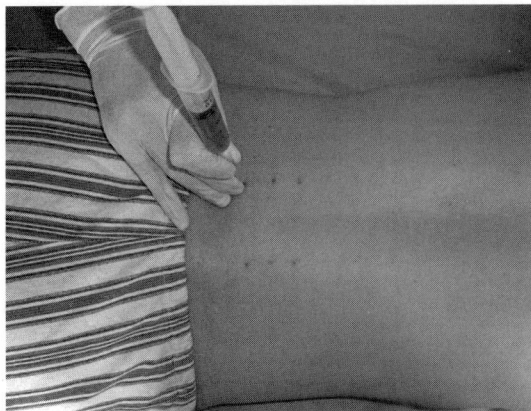

图 10-11　腰肌劳损进针示意图

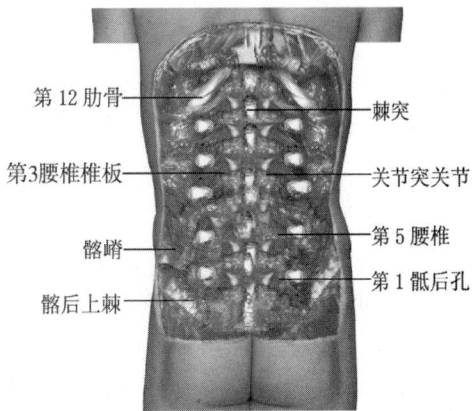

图 10-12　腰肌劳损入路图

（图中标注：第 12 肋骨、第 3 腰椎椎板、髂嵴、髂后上棘、棘突、关节突关节、第 5 腰椎、第 1 骶后孔）

【典型病案】

太阳筋伤瘀血型 腰痛如刺，痛有定处，痛处拒按，日轻夜重，轻者俯仰不便，重者不能转侧。舌质暗紫，或有瘀斑，脉涩。部分患者有跌仆闪挫病史。

病案

杜某，男，58岁。2019年3月于北京中医药大学国医堂就诊。

患者腰痛，痛处固定，或胀痛不适，或痛如锥刺，日轻夜重，持续不解，活动不利，甚则不能转侧，痛处拒按，面晦唇暗。舌质隐青，有瘀斑，脉多弦涩。

病机：太阳筋伤，瘀血阻络。

治法：活血化瘀，理气止痛。

水针刀治疗：在L2～L3、L3～L4、L4～L5关节囊外侧方，竖脊肌中点左右，分别定3点，用水针刀行松解法治疗；配合筋骨针以开三关针法，针刺腰阳关三针（关元俞、肾俞、命门）、足三阳三针（束骨透京骨、侠溪透临泣、内庭透陷谷）。

艾灸肾俞、腰阳关。

关元俞、肾俞、命门强腰健骨，温阳通络，消肿散结止痛。束骨透京骨，开太阳经第一关，疏通经络，温经散寒，治腰背强痛，不得屈伸；侠溪透临泣，打开少阳关；内庭透陷谷，打开阳明关。

处方：当归桂枝葛根汤合桃红四物汤加减。当归10g，桂枝15g，葛根30g，独活15g，桑寄生10g，赤芍30g，桃仁10g，红花10g，丹参10g，炒山药30g，牛膝30g，甘草9g，生姜9片。

服上方3剂，针2次，腰部症状明显减轻。继服3剂，针3次后，腰阳关外贴吴氏痛痹散以固其本而痊愈。随访半年无复发。

【注意事项】

1. 术前做中药外敷，术后局部以中频照射，每日1次，每次20～30分钟。
2. 水针刀在腰部治疗时，严格掌握进针深度，防止损伤内脏。
3. 在脊柱两侧治疗时，水针刀与脊柱平行进针，避免提插切割，切勿损伤神经。

第六节 腰肋韧带损伤

【概述】

腰肋韧带损伤是由于腰背部过度频繁的屈伸运动，或急性外伤，引起腰肋韧带受损，表现为患侧胸腰筋膜深层带状性疼痛、牵涉痛，不能弯腰工作。

胸腰筋膜分为3层，中层筋膜上部明显增厚的部分称为腰肋韧带，上止于第12肋背侧下缘，下附于髂嵴，内侧附于腰椎横突，腰部两侧各1条，对维持人的直立起重要作用。腰肋韧带损伤后，在韧带的起止点出现粘连、瘢痕和挛缩，造成腰部的动态平衡失调，引起临床症状。水针刀疗法具有松解筋结、挛缩的作用，治疗本病具有确切疗效。

【病因病理】

1.腰肋部肌肉、韧带经常受牵拉，出现小的纤维断裂、出血和渗出，遗留结节和组织粘连，牵拉、压迫内在的神经纤维，产生腰痛，休息后减轻，劳累后加重。

2.急性外伤在急性期治疗不彻底，致腰肋肌肉、筋膜、韧带修复不良，产生结节和粘连，使腰肋部功能障碍，出现疼痛。

3.肌筋膜无菌性炎症：腰肋肌筋膜长期处于牵张状态，引起痉挛、缺血、水肿、粘连。

【临床表现与检查】

1.多见于青壮年弯腰劳动者，有长期腰肋疼痛史。

2.腰肋痛呈波浪式酸痛，反复发作，休息时减轻，劳累后加重，经常改变体位时减轻。

3.腰部酸痛不适，在劳累后或阴雨天加重，得温后或稍活动时减轻。有时在咳嗽或增加腹压时可诱发臀部或大腿后疼痛。

4.局部有压痛，常见腰肋部酸痛、钝痛，部分患者有刺痛或烧灼痛。

【治则治法】

松解结节，分离粘连，筋骨并重，活血化瘀。

【治疗步骤】

1.**松解液**　软损宁松解液 3 ～ 6mL。

2.**针具**　扁圆刃水针刀。

3.**针法**　筋膜扇形松筋法。

4.**体位**　俯卧位。

5.**操作步骤**　按"一明二严三选择"操作规程，令患者俯卧于治疗床上，选择腰肋三针点，皮肤常规消毒后，铺无菌洞巾，戴无菌手套，具体操作如下（图 10-13，图 10-14）：

a 针：T11 ～ T12 棘突下缘。选取扁圆刃水针刀，向外下方快速纵向进针达筋膜层，应用筋膜扇形松筋法，逐层松解筋膜结节 3 ～ 6 针，回抽无血，注射松解液 1 ～ 2mL，针下有松动感后，快速出针，贴创可贴。

b 针：L3 横突尖端。选取扁圆刃水针刀，快速纵向进针达筋膜层，应用筋膜扇形松筋法，逐层松解筋膜结节 3 ～ 6 针，回抽无血，注射松解液 1 ～ 2mL，针下有松动感后，快速出针，贴创可贴。

c 针：髂嵴上方。选取扁圆刃水针刀，向髂嵴上方快速纵向进针达筋膜层，应用筋膜扇形松筋法，逐层松解筋膜结节 3～6 针，回抽无血，注射松解液 1～2mL，针下有松动感后，快速出针，贴创可贴。

每周治疗 2～3 次，4～5 周为 1 个疗程。

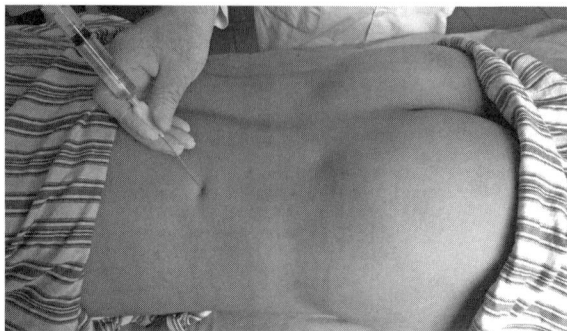

图 10-13　腰肋韧带损伤进针示意图

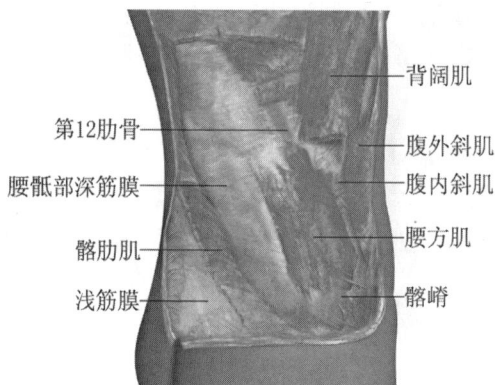

图 10-14　腰肋韧带损伤入路图

【注意事项】

1. 术前做中药外敷，术后局部以中频照射，每日 1 次，每次 20～30 分钟。

2. 水针刀在 L3 横突尖端治疗时，严格掌握深度，防止进入腹腔，伤及内脏。

第十一章　臀及下肢疾病

第一节　股外侧皮神经痛

【概述】

股外侧皮神经痛是皮神经卡压症中的一种常见病、多发病，多由于劳损、外伤，使该神经穿出腹股沟韧带下方的出口时受到挤压，引起大腿前外方麻木、疼痛等异常感觉，并向大腿外下方放射。

【病因病理】

1. **长期挤压**　长期穿紧身裤，或硬物挤压，以及盆腔内部的各种占位性病变和骨盆外伤，压迫股外侧皮神经，引起疼痛。

2. **各种外伤、暴力活动**　各种外伤、暴力活动牵拉引起腹股沟韧带起点，出现散在出血、机化粘连，形成无菌结节，压迫股外侧皮神经，出现疼痛。

3. **中医认识**　本病主要由腰股部受风寒湿邪侵袭，或慢性劳损等因素，导致气滞血瘀，筋结形成，筋脉痹阻，从而引起疼痛。

【临床表现与检查】

1. 大部分为缓慢发病，多数患者病因不明。

2. 大腿外侧有明显的麻木、疼痛、针刺样窜痛等。

3. 严重者有无法忍受的异常疼痛感觉，影响日常生活。

4. 动静触诊：髂前上棘前下方1.5cm处有显著的固定性压痛，可触及硬性结节，压之异常感觉加重。

5. 检查股部上1/3前外侧，即股外侧皮神经支配区，可出现异常的痛觉、温度觉、触觉。

【治则治法】

松解粘连，活血通络，化瘀止痛。

【治疗步骤】

1. **松解液** 软损宁松解液 3 ~ 6mL。
2. **针具** 扁圆刃水针刀或圆头巨型筋骨针。
3. **针法** 筋膜扇形松筋法、筋膜弹拨松筋法。
4. **体位** 仰卧位。
5. **操作步骤** 按"一明二严三选择"的操作规程，结合影像学检查所示，令患者仰卧，皮肤常规消毒，戴无菌手套，铺无菌洞巾，具体操作如下（图 11-1，图 11-2）：

以髂前上棘前下方 1.5cm 处阳性结节点为治疗点：选取扁圆刃水针刀，斜行向内上方进针，达筋膜结节，应用筋膜扇形松筋法、筋膜弹拨松筋法，松解 3 ~ 6 针，回抽无血，注射松解液 1 ~ 2mL，快速出针，贴创可贴。

每周治疗 2 ~ 3 次，1 ~ 3 次为 1 个疗程。

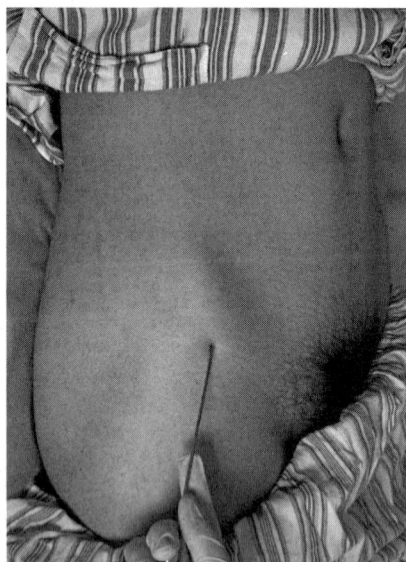

图 11-1 股外侧皮神经痛进针示意图

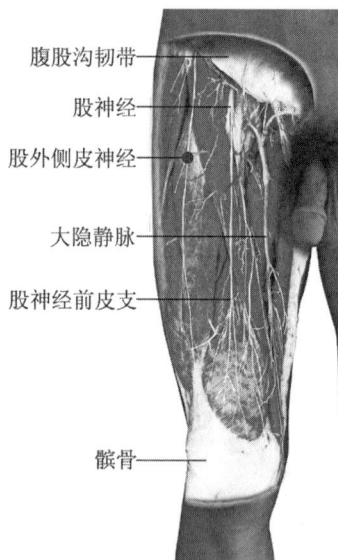

腹股沟韧带
股神经
股外侧皮神经
大隐静脉
股神经前皮支
髌骨

图 11-2 股外侧皮神经痛入路图

卡压严重的患者，选用圆头巨型筋骨针，向内上进针 2cm 左右，用筋膜扇形撬拨法松解，注射中浓度医用三氧 5 ~ 8mL，快速出针，贴创可贴。

【注意事项】

在髂前上棘前下方进针时，严格掌握进针深度，避免进入腹腔。

第二节 臀中肌损伤

【概述】

臀中肌损伤为臀部软组织损伤的常见病，多见于长期弯腰劳动者与长期行走的人群，如装卸工、攀山运动员等。在日常生活中，躯干活动如弯腰行走、下蹲等，臀中肌起着很重要的作用，因而易产生劳损而出现临床症状。

【病因病理】

1. **急慢性损伤** 各种原因导致的急慢性损伤，使臀中肌局部充血水肿、渗出、出血，日久机化，瘢痕挛缩，周围软组织粘连，挤压摩擦周围的血管神经束，出现一系列临床症状。

2. **神经源性** 由于支配臀中肌的臀上神经受到卡压，导致臀中肌痉挛、缺血，从而出现一系列症状。

【临床表现与检查】

1. **临床表现**

（1）多有慢性损伤史或外伤史。

（2）髂腰部局限性疼痛，伴下肢疼痛及麻木感。

（3）髋关节主动外展运动时疼痛加重。

（4）动静触诊：臀中肌附着点压痛明显，可伴有阳性结节。

（5）部分患者合并梨状肌综合征，梨状肌牵拉试验引起臀中肌疼痛，坐骨神经牵涉痛。

2. **X线检查** 大部分为阴性，部分患者臀中肌附着点伴有钙化灶。

【治则治法】

松解结节，分离粘连，活血消肿，化瘀止痛。

【治疗步骤】

1. **松解液** 软损宁松解液 3～6mL。

2. **针具** 扁圆刃水针刀与圆头巨型筋骨针。

3. **针法** 筋膜扇形撬拨法。

4. **体位** 侧卧位。

5. **操作步骤** 按"一明二严三选择"的操作规程，令患者侧卧于治疗床上，患侧膝关节屈曲在上，健侧下肢伸直在下，皮肤常规消毒，戴无菌手套，铺无菌洞巾，具体操作如下（图11-3）：

以大转子上方痛处为治疗点：选择圆头巨型筋骨针，操作方向与臀中肌纤维平行，垂直快速刺入，逐层松解分离筋膜结节，达骨面时采用筋膜扇形撬拨法松解，然后换水针刀，扇形松解筋膜结节3～6针，回抽无血，注射松解液1～2mL，注入中浓度医用三氧5～10mL，按揉3～5分钟，快速出针，贴创可贴。

每周治疗2～3次，1～3次为1个疗程。

【手法治疗】

术后令患者俯卧在治疗床上，术者拇指按压在臀部筋膜区，反复弹拨松解，随后用双手掌部沿骨关节走向按摩3～5分钟。每日1次，5～7次为1个疗程。

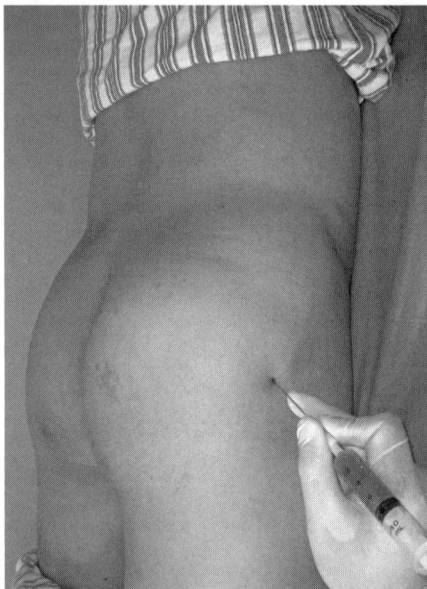

图11-3　臀中肌损伤入路图

【注意事项】

1. 术前做中药热敷或蜡疗，术后以中频照射，每日1次，每次10～30分钟。
2. 在大转子内上进针时，不宜提插切割，防止损伤神经。

第三节　梨状肌损伤

【概述】

梨状肌损伤属于中医学"痹证""筋伤""腰腿痛"等范畴，为本虚标实之证。本病是指梨状肌慢性劳损或急性外伤导致炎性、肿胀，使肌腹形成纤维束带或瘢痕条索，梨状孔狭窄，梨状肌上下孔粘连、挛缩结节，压迫坐骨神经及血管等，产生以单侧下肢疼痛为主的病症。

【病因病理】

1. **慢性劳损**　髋关节长期过度内旋、外旋或外展，尤其是在下肢内旋、外展，或由蹲位突然直立时，易使梨状肌过度牵拉，使之不协调而发生损伤，损伤后充血、水肿、渗出、粘连，进而对邻近组织产生压迫，直接影响梨状肌上、下孔通过的神经和血管，出现一系列临床症状。该损伤对坐骨神经影响尤其大，易出现明显的坐骨神经卡压征。

2. **神经源性**　S1～S2神经长期受卡压，导致梨状肌痉挛、缺血，从而出现一系列临床症状。

【临床表现与检查】

1. 有外伤史或慢性劳损史。

2. 疼痛是梨状肌损伤综合征的主要表现，以臀部为主，并可向下肢放射。

3. 严重时不能行走或行走一段距离后疼痛剧烈，需休息片刻后才能继续行走。

4. 动静触诊：压痛点在梨状肌的表面投影区（坐骨神经出口位于大转子与坐骨结节连线中内上 1/3 处），可有压痛或阳性结节。

5. 梨状肌紧张试验阳性，即内旋患侧下肢，可诱发臀腿痛。

6. 患侧直腿抬高试验，在 60° 以内疼痛明显，超过 60° 时，疼痛反而减轻。

【治则治法】

松解筋结，分离粘连，活血消肿，通络止痛。

【治疗步骤】

1. **松解液**　软损宁松解液 3 ～ 6mL。

2. **针具**　扁圆刃水针刀。

3. **针法**　筋膜弹拨松筋法、筋孔旋转松筋法。

4. **体位**　俯卧位。

5. **操作步骤**　按"一明二严三选择"的操作规程，令患者俯卧，三针定位法，局部皮肤常规消毒，戴无菌手套，铺无菌洞巾，具体操作如下（图 11-4）：

a 针：大转子尖端内上方。选取扁圆刃水针刀，向后上方快速纵向进针达筋膜层，逐层松解分离筋膜结节，然后达大转子尖端，以筋膜弹拨松筋法松解 3 ～ 6 针，回抽无血，注射松解液 1 ～ 2mL，再注射中浓度医用三氧 5 ～ 10mL，快速出针，贴创可贴。

b 针、c 针：坐骨神经出口处（大转子与坐骨结节连线中内上 1/3 处）。选取扁圆刃水针刀，快速纵向进针达筋膜层，逐层松解分离筋膜结节，然后达梨状肌中下部，以筋孔旋转松筋法松解 3 ～ 6 针，回抽无血，注射松解液 1 ～ 2mL，再注射中浓度医用三氧 5 ～ 10mL，快速出针，贴创可贴。

每周治疗 2 ～ 3 次，1 ～ 3 周为 1 个疗程。

【手法治疗】

1. 术后患者取仰卧位，外旋患肢，术者双手握足踝部与患者对抗（内旋），反复做 2 ～ 3 次。

2. 嘱患者做直腿抬高试验，如仍达不到 60°，术者可帮助患者直腿抬高超过 60°，起到撕裂粘连的作用。

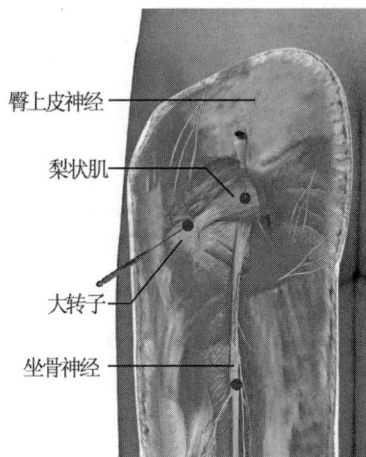

臀上皮神经

梨状肌

大转子

坐骨神经

图 11-4　梨状肌损伤综合征进针示意图

【注意事项】

1. 术前做中药热敷或蜡疗，术后以中频照射，每日 1 次，每次 10～30 分钟。

2. 水针刀在梨状肌中部松解时，浅层可以切割松解筋膜，深层则旋转分离，防止损伤神经。

3. 注意局部保暖，避免风寒刺激。

第四节　股骨头无菌性坏死症

【概述】

股骨头无菌性坏死症是骨伤科常见病、疑难病，又名无菌性股骨头坏死，属于中医学"骨蚀"范畴。本病多见于长期抽烟、饮酒的青壮年男性。其主要病变是股骨头骨骺坏死，死骨吸收后为肉芽组织所代替，最后致股骨头失去其原有的密度而塌陷，成扁平畸形，韧带中心血管多呈闭锁不通的病理变化，严重威胁患者的身体健康。本病近年来呈上升趋势，越来越受到国内外医学界的关注。

【病因病理】

引起股骨头坏死的病因较为复杂，包括外伤、深水作业、过量饮酒、滥用激素、肾虚体亏等多种因素，常见的有以下几个方面：

1. **医源性**　多见于长期大量应用皮质激素。

2. **食源性**　长期饮酒会引起体内脂质代谢紊乱，使血脂升高，小动脉发生纤维变性和粥样硬化，细胞膜严重受损，导致股骨头局部缺血；血液中脂肪增多，会聚集成脂肪球，使股骨头软骨下的微血管栓塞；乙醇及其代谢产物又有直接的细胞毒性作用，会使缺血缺氧状态下的骨细胞发生变性、坏死等改变，导致股骨头发生无菌性坏死。

3. **外伤性**　髋部创伤如髋关节脱位或股骨头头下骨折，引起髋关节周围肌腱、韧带、关节囊撕裂、出血，发生无菌炎性渗出、机化、粘连，导致髋周肌腱挛缩，造成股骨头供血不足，缺血、缺氧，引起股骨头坏死。

4. **内科疾病**　如胰腺炎、血液病、痛风等，均可导致股骨头发生无菌性坏死。

5. **骨内高压症**　股骨头坏死是由于各种因素引起股骨头周围的无菌性炎症，造成骨质内充血、水肿，导致骨松质及软骨内血流动力的压力升高，引起松质骨内静脉窦样扩张、囊性变、间质水肿，骨小梁的坏死及病理修复，同时加重静脉回流障碍及组织压迫，形成骨代谢障碍、骨组织结构改变，引起股骨头坏死及骨内高压症，出现临床症状。

西医学认为，上述各种因素均可导致股骨头内外软组织无菌性炎性病变，周围软组织逐渐产生粘连、瘢痕、痉挛、钙化等病理现象，致使局部血流受阻，关节内外压力升高和应力改变，造成股骨头营养代谢障碍而缺血坏死。

6.**中医认识**　本病外因跌仆损伤，瘀血阻络，内因肝肾亏虚，筋骨失养，故见骨质坏疽，筋骨枯萎，屈伸不利，经络阻隔，不通则痛、不荣则痛。

【临床表现与检查】

1.**临床表现**　本病病变进程较长，其临床表现在各个时期也有所不同。

（1）早期不出现疼痛。随着病情的发展，根据局部病变的位置，疼痛可出现在关节前方、侧方或后方，沿大腿前内侧向膝关节内侧放射。外展及伸直髋关节时疼痛加重。天气寒冷及潮湿时感到髋部不适，经休息、热敷后疼痛减轻。压痛在髋关节前方及大转子与坐骨结节之间。

（2）肌痉挛在疼痛发作时出现，多为内收肌受累。髋关节屈曲、内收与外旋畸形，开始由肌肉痉挛引起，之后关节囊萎缩，变为永久性畸形。内收畸形可引起患肢短缩，导致腰椎侧倾。

（3）髋关节屈曲畸形，髋关节屈曲挛缩试验［Thomas试验（托马斯试验）］阳性。畸形可引起骨盆倾斜，腰前凸加大。髋关节屈曲挛缩，引起腰骶部疼痛。

（4）髋部疼痛逐渐加重，出现保护性跛行步态，少数患者有膝部放射痛。对主诉膝痛的儿童，应注意检查髋关节。

（5）后期为髋部休息痛，主要为骨内高压症所致，或出现间歇性跛行。

（6）"4"字试验阳性。

2.**影像学检查**　X线检查或CT检查可以诊断本病。CT检查不仅可以观察股骨头坏死的塌陷情况，而且可以观察关节的囊性改变及血管的受累情况等。X线检查可以显示不同程度的骨质破坏改变，是早期发现病变的可靠依据。

根据X线检查结果，可以将本病分为4期（图11-5）。

（1）早期无症状期：临床1期。髋关节无疼痛，无功能障碍，临床表现为正常关节。X线检查示股骨头前上方有斑点状密度增高。

（2）轻度疼痛期：临床2期。轻度阵发性疼痛，向大腿内侧放射，但不影响步态。X线检查示股骨头负重区毛糙，间隙轻度改变，呈新月征改变。

（3）持续性疼痛期：临床3期。疼痛反复加重，长期负重后疼痛加重。休息后，开始活动时

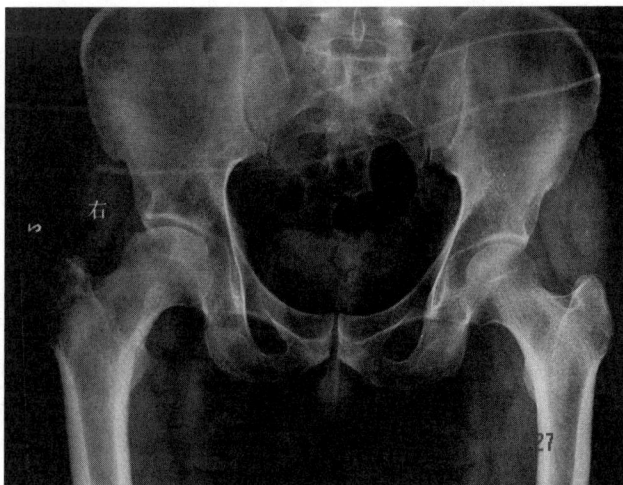

图11-5　股骨头X线

髋部僵硬，活动后髋部恢复正常。有无痛性跛行，髋关节在屈曲、外展后再外旋时诱发响

声。髋部疼痛严重,"4"字试验阳性,髋关节背伸试验阳性。X线检查示股骨头坏死,股骨头的球形度中断,部分塌陷。

（4）持续性跛行期：临床 4 期。关节僵硬,活动明显受限,因股骨头畸形,日久出现大腿肌肉萎缩,患肢缩短,髋关节屈曲、外展、内旋等功能障碍。有持续性跛行,站立和走路时需拐杖支持体重。X线检查示股骨头变扁,髋关节间隙增大,股骨头半脱落。

【治则治法】

松解筋结,舒筋减压,活血消肿,化瘀止痛,强筋壮骨,恢复功能。

【治疗步骤】

1. **松解液** 骨康宁松解液 6～9mL。
2. **针具** 扁圆刃水针刀或棱形巨型筋骨针。
3. **针法** 筋膜弹旋转筋法或骨膜旋转松筋法。
4. **体位** 仰卧位、侧卧位、俯卧位。
5. **操作步骤** 按"一明二严三选择"的操作规程,结合 X 线片或 CT 所示,以水针刀三针法定位,皮肤常规消毒,戴无菌手套,铺无菌洞巾,具体操作如下（图 11-6）：

a 针：关节囊前方点,在耻骨结节与大转子连线中外 1/3 处。患者仰卧于治疗床上,术者取扁圆刃水针刀,斜行 60° 向内上进针,避开股三角,快速透皮后,松解筋膜结节 3 针,达髋关节囊后,行筋膜旋转松筋法,松解 3～6针,回抽无血,注射松解液 1～2mL,再注射中浓度医用三氧 8～10mL,快速出针,贴创可贴。

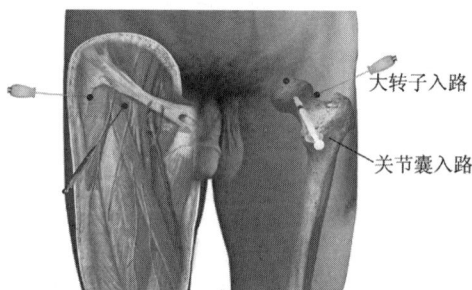

图 11-6　股骨头坏死症进针示意图

b 针：关节囊侧方点,在患侧大转子顶点至髂前上棘连线中点。患者侧卧于治疗床上,术者取扁圆刃水针刀,快速纵向进针,松解筋膜结节 3 针,达关节囊后,行筋膜旋转松筋法,松解 3～6针,回抽无血,注射松解液 1～2mL,再注射中浓度医用三氧 8～10mL,快速出针,贴创可贴。

c 针：关节囊后方点,在髂后上棘与大转子后连线中下 1/3 处。患者俯卧于治疗床上,术者取扁圆刃水针刀,快速纵向进针,松解筋膜结节 3 针,达髋关节囊后,行筋膜旋转松筋法,松解 3～6针,回抽无血,注射松解液 1～2mL,再注射中浓度医用三氧 8～10mL,快速出针,贴创可贴。

每周治疗 2～3 次,3～5 周为 1 个疗程。

如果患者疼痛严重,伴有骨内高压症,可在大转子根据筋骨三针法定位,皮肤常规消毒,分层局麻后,选用棱形巨型筋骨针,按骨膜旋转松筋法,旋转钻孔达骨髓腔,放血,再换用水针刀，松解后注射医用三氧。术后按揉治疗点 1 ～ 2 分钟，以改善股骨头关节内长期缺氧状态，消除无菌性炎症。每周治疗 2 ～ 3 次，3 ～ 4 次为 1 个疗程。

【手法治疗】

1. 术后坚持卧床休息，在做水针刀治疗的同时，给予髋关节研磨，其后给予患侧牵引按摩，每日 2 次，10 次为 1 个疗程。下肢牵引，每天至少要保持 8 小时，每 2 小时牵引 1 次，间歇 2 小时，至少坚持 3 个月。

2. 术后进行髋关节功能锻炼，要有毅力，保质保量完成锻炼任务。

3. 术后在床上做股四头肌收缩等锻炼，以保证肌力的恢复，避免肌萎缩。

【注意事项】

1. 术前做中药热敷或蜡疗，术后以中频照射，每日 1 次，每次 10 ～ 30 分钟。

2. 治疗本病首先要明确诊断，严格与股骨头结核、化脓性髋关节炎相区别。

（1）股骨头结核：有发热、盗汗、乏力、消瘦等全身消耗性症状，实验室检查示红细胞沉降率升高，结核菌素试验阳性，X 线检查可以与股骨头无菌性坏死症相鉴别。

（2）化脓性髋关节炎：髋关节疼痛的同时伴有全身化脓性感染症状，如寒战发热，实验室检查示血常规异常，髋关节穿刺可抽出脓液，X 线检查可以与股骨头无菌性坏死症相鉴别。

3. 水针刀治疗时严防损伤血管、神经，注意进针时应与其走向平行。

4. 保证卧床休息和下肢牵引。

5. 在治疗期间，要求患肢不负重至少半年。要进行严格监督、检查，说服教育患者坚持执行。

第五节　坐骨结节滑囊炎

【概述】

坐骨结节滑囊炎是一种常见病，多发于体质瘦弱而久坐的中老年人，因臀部摩擦、挤压，经久劳损而引起局部炎症，故又称"脂肪臀"。儿童可因蹲挫伤引起。

【病因病理】

1. **慢性劳损**　发病与长期过久的坐位工作及臀部脂肪组织缺失有关，特别是体质较瘦弱者。由于坐骨结节滑囊长期被压迫和摩擦，囊壁渐渐增厚或纤维化而引起症状。

2. **剧烈运动**　因剧烈活动髋关节，使附着在坐骨结节上的肌腱损伤，从而牵拉损伤滑囊，或肌腱损伤处的瘢痕刺激周围滑囊，导致疼痛。

3. **挤压伤**　长期不合理的摩擦、挤压、负重、创伤，久而久之会导致创伤性滑囊炎，而这种滑囊炎大多发生在一侧坐骨上，这可能与坐力的不平衡有关。滑囊炎发生之后，囊内充血、肿胀，浆液性渗出物增多，迁延日久，积液就会变得黏稠、浑浊，纤维素沉着，而发生粘连，滑囊壁增厚，滑膜表面粗糙，最后形成囊肿。

【临床表现与检查】

1. **临床表现**

（1）长期坐位工作或有蹲坐颠簸外伤史。

（2）臀部坐骨结节处坐位时疼痛、酸胀不适，严重者不能保持坐位。

（3）疼痛以坐骨结节周围局限性胀痛为主，不向他处放射，日久臀尖部酸胀不适。

（4）动静触诊：可触及边缘较清晰的椭圆形肿块，与坐骨结节粘连在一起，压之疼痛。

（5）屈膝屈髋活动时，由于滑囊受到挤压而局部疼痛加重。

2. **X线检查** 坐骨结节部无异常。

【治则治法】

松解结节，分离粘连，筋骨并重，活血化瘀。

【治疗步骤】

1. **松解液** 软损宁松解液 3 ～ 6mL。
2. **针具** 扁圆刃水针刀。
3. **针法** 一点三针松筋法。
4. **体位** 俯卧位。
5. **操作步骤** 按"一明二严三选择"的操作规程，在患侧坐骨结节下缘，反复检查，动静触诊按压时有深部波动感及深部压痛，皮肤常规消毒，戴无菌手套，铺无菌洞巾，具体操作如下（图11-7）：

在患侧坐骨结节下缘定位，选取扁圆刃水针刀，斜行进针达筋膜层，按一点三针松筋法，松解 3 ～ 6 针，抽取滑液，注射软损宁松解液 3mL，快速出针，贴创可贴。

每周治疗 2 ～ 3 次，1 ～ 3 次为 1 个疗程。

对于病程长、粘连范围广的患者，可以在病灶区注入医用三氧 10 ～ 15mL，以增加气体松解，同时可以改善病灶的缺氧状态，解除病灶肌痉挛现象，快速出针，贴创可贴。

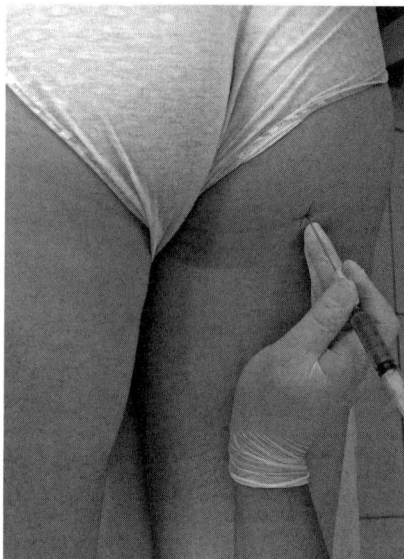

图 11-7 坐骨结节滑囊炎入路图

【注意事项】

1. 术前做中药热敷或蜡疗，术后以中频照射，每日 1 次，每次 10 ～ 30 分钟。
2. 避免寒冷刺激。

第六节　膝关节侧副韧带损伤

【概述】

膝关节侧副韧带损伤属于中医学"膝痹"范畴，临床上比较常见，好发于体力劳动者。膝关节侧副韧带又分内侧副韧带和外侧副韧带两种。膝关节侧副韧带损伤致使软组织发生炎症、渗出、粘连，主要表现为膝关节疼痛，活动后加重，关节伸屈不利，走路跛行，下蹲困难。

【病因病理】

1. 急慢性劳损　膝关节侧副韧带损伤多见于急慢性软组织损伤、退行性改变。

2. 外力损伤　外力迫使膝关节过度内翻或外翻，可发生侧副韧带的损伤或断裂。单纯的侧副韧带损伤较少见，多与膝关节滑囊、交叉韧带或半月板损伤同时出现。韧带损伤在修复过程中，韧带和股骨内侧髁或胫骨内侧髁结节粘连，使韧带局部弹性降低，不能自由滑动而影响膝部功能，当勉强走路或做其他膝部活动时，结节受到牵拉，引起新的损伤而使症状加重。

【临床表现与检查】

1. 临床表现

（1）多有明显外伤史，常见于膝部内外翻扭伤。

（2）病情时轻时重，局部肿胀、疼痛、有瘀斑，压痛明显，膝关节屈伸功能障碍。

（3）膝部内侧疼痛，活动后疼痛加重。患侧下肢完全伸直受限，走路跛行，严重时不能走路。下蹲困难，患膝肿胀、疼痛，可见皮下瘀斑，重者患肢不能负重。

（4）动静触诊：内侧副韧带损伤，在股骨内上髁和胫骨内侧髁可找到明显压痛点或皮下结节；外侧副韧带损伤，在股骨外上髁或腓骨小头处可触及压痛结节。

（5）检查侧向试验有重要的临床意义：内侧副韧带完全断裂时，在膝伸直位，小腿可做被动的外展活动；若该韧带部分撕裂，则小腿不能做被动的外展活动，但膝内侧疼痛可加剧。外侧副韧带完全断裂时，小腿可做被动内收活动；若该韧带部分撕裂，则小腿不能做被动内收活动，而膝关节外侧疼痛加剧。若有半月板损伤，常发现关节血肿。

（6）内外侧副韧带分离试验阳性。

2. X 线检查　膝关节外侧加压下，X 线正位片见内侧关节间隙张开，对诊断内侧副韧带损伤意义重大；膝关节内侧加压下，X线正位片见外侧关节间隙张开，对诊断外侧副韧带损伤意义重大。

【治则治法】

松解筋结，活血化瘀，软化韧带，恢复功能。

【治疗步骤】

1. **松解液**　软损宁松解液 3 ～ 6mL。
2. **针具**　扁圆刃水针刀。
3. **针法**　筋膜扇形松筋法。
4. **体位**　仰卧位。
5. **操作步骤**　按"一明二严三选择"的操作规程，以水针刀三针钟表定位法：a针取钟表2点、3点、4点，内侧副韧带起止点；b针取钟表8点、9点、10点，外侧副韧带起止点；c针取钟表6点，髌韧带起止点。皮肤常规消毒，戴无菌手套，铺无菌洞巾，具体操作如下（图11-8）：

选取扁圆刃水针刀，垂直进针，方向与下肢纵轴平行，快速透皮，逐层松解筋膜结节后达骨面，行筋膜扇形松筋法，松解3 ～ 6针，回抽无血，注入松解液1 ～ 2mL，快速出针，贴创可贴。

每周治疗2 ～ 3次，2 ～ 3次1个疗程。

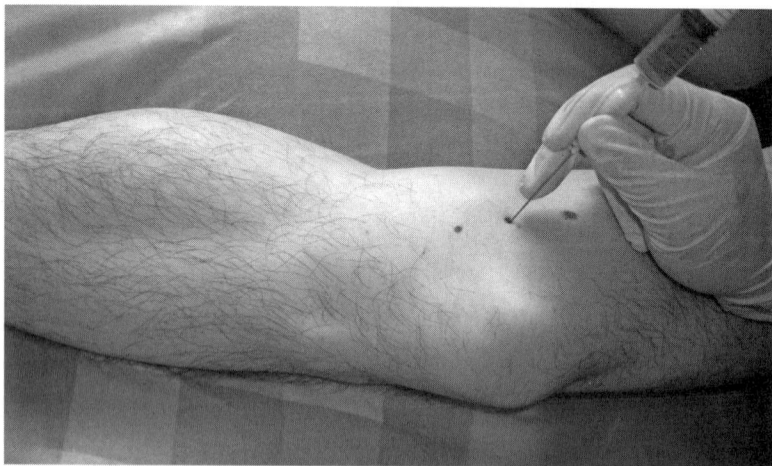

图 11-8　膝关节内侧副韧带损伤入路图

【手法治疗】

1. 术后让患者仰卧，伸直膝关节，术者站在患肢床旁，一手握住踝关节，另一手由膝外侧向内侧方向推弹1 ～ 3次，进一步松解挛缩的膝内侧副韧带，也可以矫正内翻畸形。

2.助手在患者头侧，双手挽住其腋下，术者双手握住患肢小腿部，行对抗牵引 1～3 次。

3.术者可用拇指按摩侧副韧带的起止端（上、中、下三点），用指尖分解数下。

【注意事项】

1.术前做中药热敷或蜡疗，术后以中频照射，每日 1 次，每次 10～30 分钟。

2.治疗中严格无菌操作，在内侧副韧带附着点处不能做横切。

3.减少上下楼梯及其他剧烈运动，避免加重韧带损伤。

第七节　膝关节骨性关节炎

【概述】

膝关节骨性关节炎，又称为膝痛症，属于中医学"膝痹证"范畴，因慢性劳损、肾阳不足、气血亏虚、风寒湿邪乘虚而入，痹阻经脉，留滞关节，气血不通，出现疼痛、肿胀等症状。西医学认为本病是一种中老年慢性关节炎，其基本病变是进行性关节软骨消失和关节边缘及软骨下骨质退行性改变，伴有较轻的炎症反应，又称增生性、肥大性或退行性关节炎。由于关节的局部损伤、炎症或慢性劳损引起关节软骨退行性变，软骨下骨板应激性增生，形成骨刺，导致关节痛、肿胀积液、功能受限等。

【病因病理】

1.**慢性劳损** 长期慢性劳损，使膝关节内部的韧带、筋膜受到牵拉，血供障碍，滑液分泌减少，关节周围肌腱、韧带、筋膜等相互粘连，形成软组织结节，引起临床症状。

2.**外伤扭伤** 膝关节外伤、扭伤，韧带及肌纤维撕裂、出血，产生无菌性炎症，在组织修复过程中发生韧带、肌肉相互粘连。

3.**退行性病变** 人体进入中老年后，骨关节缺血、缺氧及血运障碍，引起关节软骨的退行性病变，继而引起骨质的增生硬化，部分伴有软骨下囊性改变。其主要原因是骨质内的静脉回流障碍，刺激新骨形成，导致骨质硬化及骨关节炎的病理变化。

4.**骨内高压症** 骨内压力升高是本病的一种常见原因，大部分患者早期无明显的骨内高压症，只有病情发展到一定阶段时才出现，多见于形体肥胖的人群。本病的急性疼痛期也可出现骨内高压症。

5.**中医认识** 本病多由于足三阳经筋与足三阴经筋急慢性劳损，感受风寒湿邪，或肾气不足，筋脉失养等因素，使关节周围筋结形成，筋脉不通，从而引起膝关节疼痛、肿胀、功能受限。

【临床表现与检查】

1. 临床表现

（1）原发性膝关节骨性关节炎多见于 50 岁以上的人群，女性多于男性。

（2）多出现在下肢负重关节。

（3）膝关节疼痛明显，多为钝痛或活动时刺痛，活动受限，运动后加重，休息后减轻。

（4）关节胶着，即关节长时间不活动，开始活动时僵硬和疼痛，活动后减轻。

（5）膝关节周围肿胀、疼痛、部分畸形，活动时有粗糙摩擦感。

（6）患侧膝关节跛行、交锁征，部分患者下肢痿软。

（7）晚期可有不同程度的挛缩畸形，如髋关节屈曲内收、膝关节半屈曲畸形等。

（8）位置表浅的关节可见骨性粗大及肿胀。

（9）动静触诊：膝关节边缘骨性增生物或关节内游离体，滑膜丰富的关节可出现积液。

（10）膝关节可有浮髌试验阳性、关节缝压痛阳性。

2. X 线检查　中期关节间隙狭窄，软骨下骨板致密，关节边缘及髁间突有骨赘形成，骨松质多发性囊性改变，部分关节内见游离体；晚期可见关节畸形或半脱位（图 11-9）。

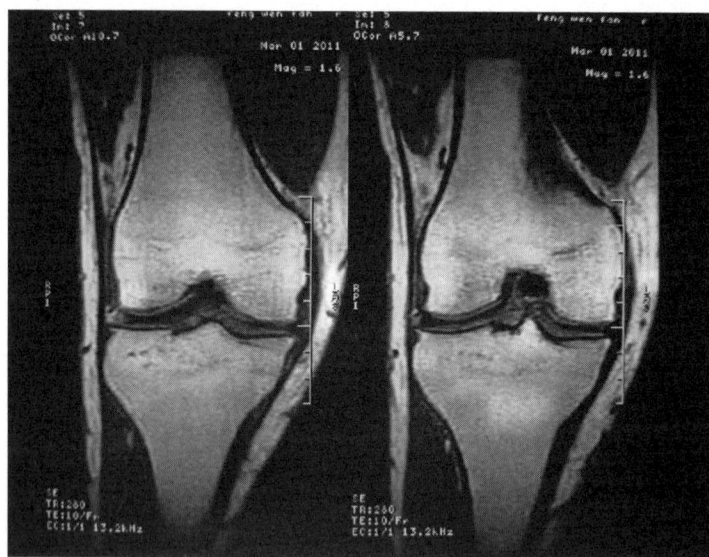

图 11-9　膝关节骨性关节炎 X 线片

【治则治法】

松解结节，筋骨并重，活血化瘀，软化韧带，恢复功能。

【治疗步骤】

1. 松解液　骨康宁松解液 6 ～ 9mL。

2. 针具　扁圆刃水针刀或巨型筋骨减压针。

3. **针法**　筋膜弹拨松筋法。

4. **体位**　坐卧位或仰卧位。

5. **操作步骤**　按"一明二严三选择"操作规程，根据增生部位不同，结合X线片所示，令患者取坐卧位或仰卧位，在髌周肌腱韧带附着处，按水针刀三针钟表定位法：a针取3点，髌内中点、内侧副韧带附着点及关节囊处；b针取6点，髌下中点、髌韧带中点及髌下骨刺点；c针取9点，髌外中点、外侧副韧带附着点及关节囊处。局部皮肤常规消毒后，戴无菌手套，铺无菌洞巾，具体操作如下（图11-10）：

水针刀斜行进针，直达筋膜层，应用筋膜弹拨松筋法，松解3～6针，回抽无血，注入松解液1～2mL，配合巨型筋骨减压针，在胫骨粗隆周围行巨型筋骨针减压术，并注射中浓度医用三氧5～10mL，快速出针，贴创可贴。

每周治疗2～3次，3～5次1个疗程。

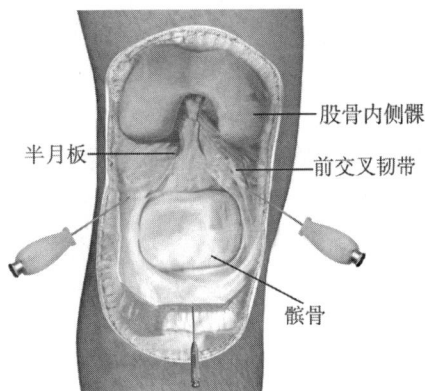

图11-10　膝关节骨性关节炎进针图

【手法治疗】

1. 扳动髌骨：术者以全手掌扣在患者髌骨上，上下扳动，使髌骨活动度增加。

2. 术后嘱患者尽量屈曲膝关节，以达到松解膝关节、关节囊和各韧带挛缩的目的。

3. 患者仰卧，术者站立于床尾，助手固定患者骨盆或腋下，术者一手握住踝关节上方，另一手托住小腿部，在牵引下摇晃旋转患肢膝关节，然后一手维持牵引，另一手由翻转膝部的凸面向凹面握持，矫正膝部内外翻畸形，以此矫正膝关节内部的应力失衡，亦可托板固定或行下肢牵引。

【典型病案】

李某，男，37岁。2018年12月23日于北京中医药大学国医堂就诊。

患者右侧下肢疼痛11个月，膝关节较重，走路稍远一点儿即疼痛。口渴，小便黄。舌红，舌体胖大，苔黄滑腻，脉细弦，寸关滑、尺沉。膝关节屈伸活动受限，浮髌试验阳性。

六经脉证解析：右下肢疼痛，膝关节较重，舌体胖大，苔滑腻，脉细弦，为少阴病，寒湿痹阻于表。舌体胖大，苔滑腻，脉细弦，尺沉，为太阴寒湿。口渴，小便黄，舌红，苔黄，脉寸关滑，为阳明病。

六经辨证：少阴太阴阳明合病。

病机：寒湿痹阻于筋脉关节，营卫气血不通，兼夹阳明津伤。

水针刀治疗：a针取钟表定位3点，髌内中点、内侧副韧带附着点及关节囊处；b针取钟表定位 6 点、髌下中点、髌韧带中点及髌下骨刺点；c 针取钟表定位 9 点、髌外中点、外侧副韧带附着点及关节囊处。配合筋骨针膝阳关三针（前犊鼻、膝阴关、膝阳关）、足阳关三针（束骨透京骨、内庭透陷谷、侠白透临泣）。

膝阳关为外侧副韧带胫骨外侧髁受力点，为胆经所主；前犊鼻为髌韧带受力点，为阳明经筋所主；膝阴关为内侧副韧带受力点，为肝经所主，膝为肝之府，肝主筋，针法松解膝阴关筋结可舒筋利节，故可治膝关节痛、筋挛历节、痿躄脚气。

处方：芍药知母汤合当归独活寄生汤加减。当归 10g，独活 30g，桑寄生 15g，细辛 6g，赤芍 30g，生白术 15g，炒山药 30g，怀牛膝 30g，知母 10g，姜黄 30g，炙甘草 6g，生姜 9 片。

方解：独活寄生汤加减标本兼顾、扶正祛邪，加当归补血活血。芍药收敛止痛。山药滋补肺脾肾。怀牛膝入肝、肾经，补肝肾，强筋骨，有牛膝之力，善医膝之疾患。

服上方 3 剂，针 2 次，疼痛明显减轻，能行走 800m。脉症同上，原方继服 6 剂，针 5 次，膝阳关外贴吴氏痛痹散以固其本而痊愈。随访半年无复发。

【注意事项】

1. 术前做中药热敷或蜡疗，术后以中频照射，每日 1 次，每次 10 ～ 30 分钟。

2. 在膝关节后缘进针时，避免提插切割，防止损伤神经、血管。

第八节　类风湿关节炎

【概述】

类风湿关节炎属中医学"痹证"范畴，是一种自身免疫性疾病，以向心性、对称性、多发性四肢小关节受累为特点。早期为关节的滑膜炎反应，中期为肌腱韧带受累挛缩，晚期软骨及骨质破坏，最终导致关节畸形、强直和功能丧失，上肢可出现鹰爪手、梭形手等。本病多发于 30 ～ 50 岁的青壮年女性，男女之比约为 1 : 4。

类风湿关节炎是一种慢性、反复发作的以全身关节炎症改变为主的疼痛性疾病，往往累及终生，形成长期病痛，也有仅因关节组织肿胀，在关节运动时才发生局部疼痛者。

本病是全身结缔组织和胶原纤维组织病变的局部表现，特别以手、足、指、趾等小关节最易受累。水针刀治疗类风湿关节炎有确切疗效，急性期可松解关节囊，减压而止痛，慢性期松解关节周围的粘连韧带，纠正关节畸形，恢复关节功能。

【病因病理】

1. **西医认识**　西医学多认为本病与自身免疫反应、链球菌感染、家族遗传等因素有关。

（1）类风湿因子（RF）侵袭，在滑膜表面或附近形成免疫复合物。中性粒细胞吞噬免疫复合物的过程中，被激活的蛋白水解酶进入关节，使滑膜及软骨组织分解，产生降解物和炎性因子，引起炎症反应，造成滑膜、关节软骨和邻近组织的损害。其病变是急性滑膜炎反应，炎症的反复发作使疾病转为慢性时，滑膜内肉芽组织形成并与纤维组织粘连。早期肌腱、韧带和其所附着的骨发生充血、水肿、组织细胞浸润；晚期则局部骨质增生，肌腱和韧带抵止部发生钙化。

（2）遗传因素：本病在某些家族中发病率较高。在人群调查中发现，人类白细胞抗原（HLA）-DR4 与 RF 阳性有关。研究发现，HLA-DW4 也与类风湿关节炎的发病有关。患者中有 70% 的 HLA-DW4 呈阳性。患者具有该点的易感基因，因此遗传可能在发病中起重要作用。

2. **中医认识**　感受风寒湿邪，邪郁日久而发，此为痹证，痹而不通，经脉气血阻滞不畅，从而引起关节肿胀、疼痛，活动受限。

【 临床表现与检查 】

1. **临床表现**（图 11-11）

（1）本病女性较多见，发病年龄多为 30 ～ 50 岁的女性，男女之比约为 1∶4。

（2）小关节肿胀疼痛：四肢小关节呈向心性、对称性、多发性肿胀疼痛，早期有滑膜炎反应，关节红肿热痛。

（3）关节活动受限：中期关节周围韧带挛缩，关节屈伸不利，活动受限，呈梭形手改变。至少有一个关节活动时疼痛或有自发疼痛，至少有一个关节肿胀，继发另一个关节肿胀，两关节发病所间隔的时间不超过 3 个月，或同时侵犯两侧同一关节，呈对称性肿胀。

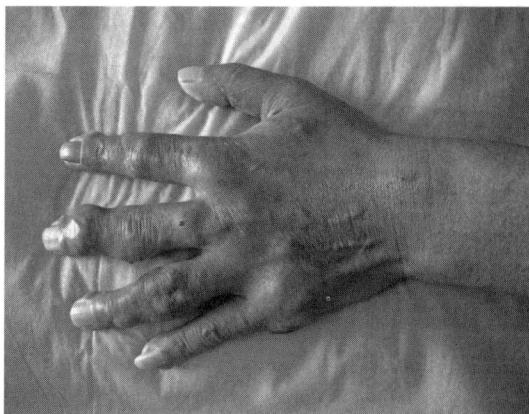

图 11-11　类风湿关节炎

（4）小关节僵硬畸形：晚期关节软骨破坏，手足小关节如踝、趾、腕、指等受累，关节呈对称性肿胀、畸形或强直，关节功能受限。

（5）关节皮下结节：在关节骨突周围或关节伸侧出现皮下结节，尤其是近侧指间关节、掌指关节及跖趾关节。

（6）可有关节外其他器官与组织受累的表现。

（7）晨僵：晨起受寒冷刺激，关节僵硬疼痛，活动后减轻。常为多发性，病程较长，反复发作，发病数月后才出现关节肿胀、活动受限，并逐渐累及其他关节。

（8）胶着现象：关节液炎性渗出物增多，导致关节黏稠，形成胶着现象，踝、趾、腕、指等关节受累，屈伸不利。发病缓慢而渐进，交替出现，病程可长达数年至数十年。

（9）动静触诊：手足小关节囊对称性肿胀、畸形、强直，压痛明显，关节功能受限。

（10）血清类风湿因子检查呈阳性。

2. X线检查　早期显示骨质疏松，软组织肿胀；中期显示骨端边缘腐蚀，软骨下囊性改变和关节间隙狭窄；晚期显示关节严重破坏，骨质吸收，脱位或畸形；末期显示关节呈纤维性或骨性强直。

【诊断标准】

1. 2012年早期类风湿关节炎分类诊断标准

（1）晨僵≥30分钟。

（2）多关节炎：14个关节区中大于3个关节区的关节炎（14个关节区包括双侧肘关节、腕关节、掌指关节、近端指间关节、膝关节、踝关节和跖趾关节）。

（3）手关节炎。

（4）类风湿因子（RF）阳性。

（5）抗CCP（环瓜氨酸多肽）抗体阳性；

以上症状≥3条即可诊断为类风湿关节炎，敏感性为84.4%，特异性为90.6%。

2. X线检查　手X线片改变，至少有骨质疏松、关节间隙变窄、关节面骨质破坏。早期仅见软组织肿胀，以后出现骨质疏松、关节间隙变窄、关节面边缘侵蚀及骨质内小关节囊状破坏；可发生关节畸形和骨性强直（图11-12）。

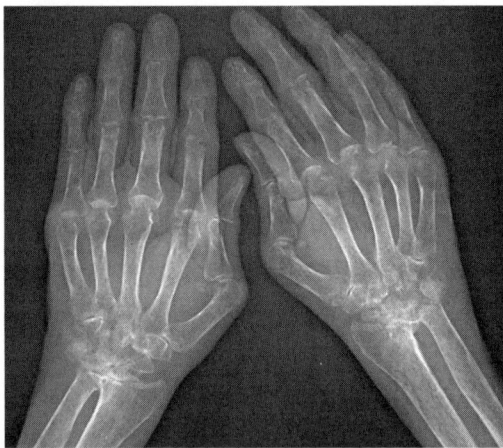

图11-12　类风湿关节炎X线片

【治则治法】

1. 松解筋结，分离粘连，活血化瘀，祛风胜湿，通痹止痛。

2. 根据人体对应补偿功能进行上下交叉选点、局部隔指选点。

【治疗步骤】

1. **松解液**　风湿宁松解液6～9mL。

2. **针具**　鹰嘴型水针刀或扁圆刃水针刀、棱形筋骨针。

3. **针法**　筋膜弹拨松筋法和骨膜旋转减压术。

4. **体位**　坐位、俯卧位。

5. **操作步骤**　按"一明二严三选择"的操作规程，以三针定位法，局部皮肤常规消毒后，戴无菌手套，铺无菌洞巾，具体操作如下：

根据人体对应补偿功能，上下交叉选点，局部隔指选点，左手配右足，右手配左足，左手拇指、中指、小指的关节囊与右足的对应足趾关节囊各选3个点；根据四肢大小关节局部肌肉厚薄，选择大、中、小鹰嘴型水针刀，与肌腱、神经、血管平行进针，避开神经、血管，快速进针，透皮达关节囊，以筋膜弹拨松筋法松解 3 ～ 6 针，回抽无血，根据关节囊大小，注入松解液 1mL 左右，快速出针，贴创可贴（图 11-13，图 11-14）。

治疗膝关节滑膜炎时，按钟表定位法定 5 ～ 7 点处，相当于双侧膝眼，选取扁圆刃水针刀，向心性进针，逐层松解筋膜结节，有落空感时即达关节腔，回抽无血，注入松解液 3mL，再注射中浓度医用三氧 10 ～ 15mL，快速出针，贴创可贴。

治疗膝关节内、外侧副韧带起始处时，按钟表定位法定 3 ～ 9 点处，选取扁圆刃水针刀，针体与膝关节内、外侧处皮肤垂直，针刃与下肢纵轴平行，快速刺入达内、外侧副韧带，逐层松解筋膜结节，达骨面，以筋膜弹拨松筋法各松解 3 针，注入松解液 1 ～ 2mL，再注射中浓度医用三氧 3 ～ 5mL，快速出针，贴创可贴。

每周治疗 2 ～ 3 次，5 ～ 7 次 1 个疗程。

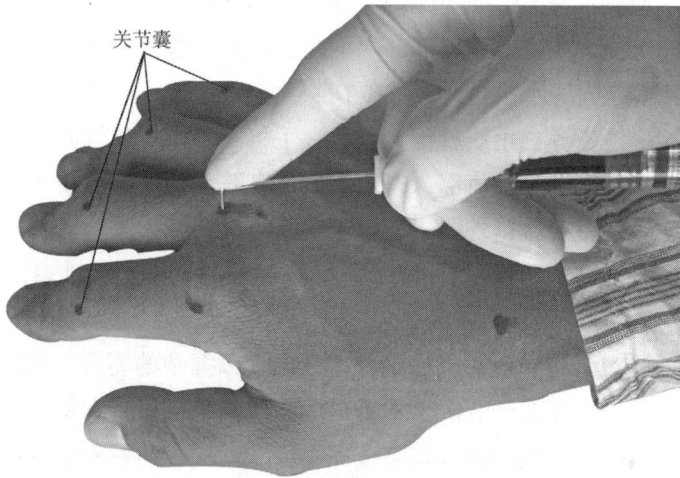

图 11-13 手部类风湿关节炎进针入路图

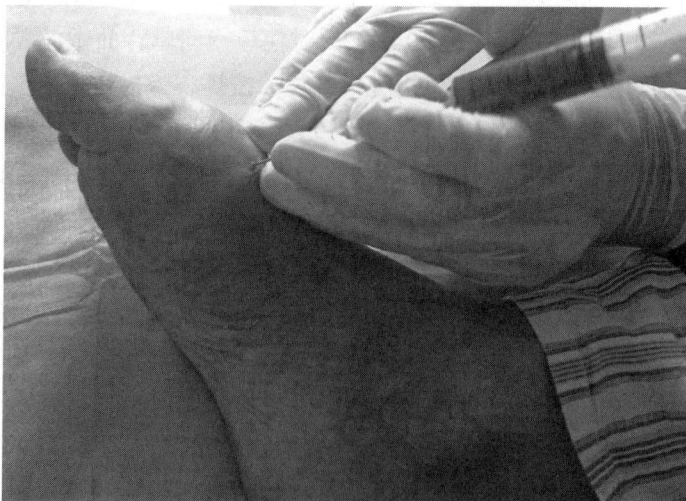

图 11-14 足部类风湿关节炎入路图

对于膝关节骨内高压症、疼痛明显的患者，用水针刀治疗后，可在患侧颈部粗隆处，选筋骨三针点进行治疗。皮肤常规消毒局麻后，选用棱形筋骨针，采用骨膜旋转减压术，钻孔至骨髓腔，然后放血，配合三氧治疗。

对关节强直、畸形的患者，可用水针刀在关节局部肌肉、韧带起始处治疗，配合动静推拿手法，使其快速恢复关节功能。

水针刀治疗术后，口服非甾体类消炎药物及免疫抑制药物，如双氯芬酸钠胶囊、来弗米特、白芍总苷、甲氨蝶呤片等。免疫抑制药物首选甲氨蝶呤，每周用量为 $10 \sim 12.5mg$，在 1 天内口服完，至少口服 1 年以上，每 3 个月检查 1 次肝功能、肾功能。同时配合服用中成药二十五味阿魏胶囊，每袋6g，每次 1 袋，每日 2 次，3 个月为 1 个疗程。

【手法治疗】

1.**肩部推拿**　患者取坐位，术者站于一侧，一脚踩凳上，将患肢放在大腿上，用擦法在手臂内、外侧施治，从腕部到肩部，上下往返，同时适当配合各关节的被动活动。术者膝部恰与患者腋部在同等水平位，患肢放在膝关节面上，可以令患者充分放松。术者先用叩击法，再用擦法使患者三角肌放松，然后一手将三角肌推向背侧，一手将三角肌推向胸侧。术者站直，一手扶持患肢肩部，另一手握住患肢掌部，充分使患肢做被动旋转、环转、外展运动。随后嘱患者尽量外展、上举患肢，当达到最大限度时，术者双手猛地向上一弹，推弹速度必须快（约0.5秒），待患者反应过来时，手法已结束，最后让患者做肩部主动环转、旋转、外展等运动。

2.**腕部推拿**　让患者将患侧拇指握于四指之内，以握拳的姿势，做腕过度尺侧屈曲动作。术者可协助用力，反复 $2 \sim 3$ 次。术者可用同侧的手握患者掌部，另一手拇指按压在患侧桡骨茎突腱鞘上面，反复向肩部推拿按揉 $10 \sim 20$ 次，然后再用拇指向腱鞘掌、背面两侧分离 $5 \sim 10$ 次，以增强水针刀的松解作用，最后让患者做腕部主动运动。

3.**手部推拿**　术者以同侧一只手的拇指和食指捏住患指的远端指骨，另一手捏住患指的掌指关节使其被动屈伸，反复 $5 \sim 10$ 次，同时使患指向掌背面做最大限度的对抗牵引 $3 \sim 5$ 分钟；然后术者以拇指按压在患指腱鞘部位，按揉、弹拨 $3 \sim 5$ 次，使狭窄粘连的腱鞘得到充分松解；最后让患者将患指屈曲到最大限度，屈伸 $3 \sim 4$ 次即可。

以上手法每日或隔日 1 次，手法治疗可起到减少和预防粘连、消肿，以及扩张狭窄部和撕裂狭窄部组织的作用。

4.**足部推拿**　患者取正坐位或仰卧位，术者站于患侧，一手握住患者足趾部做跖屈背伸动作，反复数次，然后用双手拇指按压病变部位，反复弹拨 $3 \sim 5$ 分钟，再用拇指尖端按揉病变部位，以放松跖趾关节周围的软组织。手法治疗后患者的疼痛症状往往大为减轻，活动度改善。最后让患者做主动跖屈背伸运动。

每日推拿 1 次，每次 $5 \sim 15$ 分钟，$5 \sim 7$ 次为 1 个疗程。

【注意事项】

1.术前做中药热敷或蜡疗，术后以中频照射，每日 1 次，每次 $10 \sim 30$ 分钟。

2. 加强饮食疗法、运动疗法。

3. 避免局部寒冷刺激。

第九节　隐神经卡压症

【概述】

隐神经从股神经分出后，在股内侧中下段穿行肌纤维管道（收肌管），若各种因素导致此处出现急慢性损伤，使隐神经受到刺激、压迫，产生疼痛症状，则称为隐神经卡压症，临床上又称隐神经痛。

【病因病理】

急慢性劳损、外伤，导致股内侧中下段收肌管炎性渗出、肿胀、狭窄，刺激、压迫隐神经，引起其支配区域疼痛、麻木，以及皮肤感觉异常等临床症状。

【临床表现与检查】

1. 多有膝关节内上方的慢性劳损史或外伤史。

2. 大腿内下方隐神经支配区域疼痛、麻木，以及皮肤感觉异常，疼痛较局限。

3. 股下部和小腿前内侧持续疼痛及酸困不适，行走或伸髋时疼痛加重。伸髋关节和屈膝关节可引出疼痛。

4. 隐神经出内收肌管之处压痛明显。膝内侧及小腿前内侧皮肤痛觉过敏或减退。

5. 痛点用低浓度普鲁卡因注射可鉴别之。如注入后，内收肌管内症状缓解即为隐神经卡压症，反之即为骨神经痛。

6. 动静触诊：在大腿内下方中下 1/3 处的内收肌管周围有压痛，向下窜痛、麻木。

7. 隐神经在膝关节以下受卡压刺激者，如大隐静脉炎刺激隐神经，则表现为小腿内侧及内踝区较弥散的持续疼痛，行走、久站后加重，胫骨内缘及腓肠肌压痛，并向踝及足内缘放射。

【治则治法】

松解粘连，解除压迫，活血化瘀，通络止痛。

【治疗步骤】

1. **松解液**　软损宁松解液 3 ～ 6mL。

2. **针具**　扁圆刃水针刀或圆头巨型筋骨针。

3. **针法**　筋膜弹拨松筋法、筋膜扇形松筋法、筋膜撬拨法。

4. **体位**　仰卧位。

5. **操作步骤** 按"一明二严三选择"的操作规程，以水针刀三针法定位，局部皮肤常规消毒后，戴无菌手套，铺无菌洞巾，具体操作如下（图 11-15）：

大腿内下方中下 1/3 处内收肌管道阳性结节点为治疗点：选取扁圆刃水针刀，快速纵向垂直进针达筋膜层，运用筋膜弹拨松筋法，松解 3 ～ 6 针，回抽无血，每点注射松解液 2mL，再注射中浓度医用三氧 3 ～ 6mL，快速出针，贴创可贴。

神经卡压症状重者，选用圆头巨型筋骨针，沿股内收肌管道向内下进针 5cm 左右，用筋膜撬拨法松解，注射中浓度医用三氧 5 ～ 8mL，快速出针，贴创可贴。

每周治疗 1 次，1 ～ 3 周为 1 个疗程。

【注意事项】

1. 水针刀松解时宜弹拨分离，避免横切，防止损伤神经、血管。

2. 筋骨针松解时不宜过多通透，防止损伤血管。

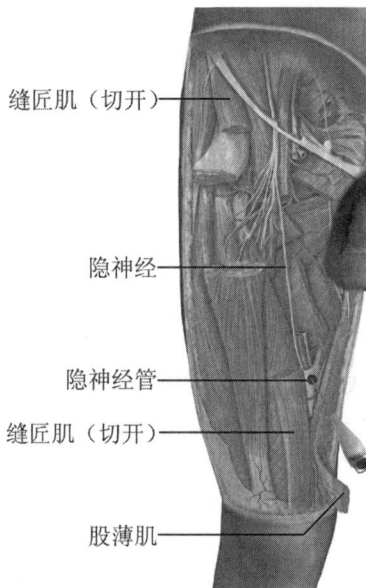

缝匠肌（切开）
隐神经
隐神经管
缝匠肌（切开）
股薄肌

图 11-15　隐神经卡压症进针示意图

第十节　腓管综合征

【概述】

腓管综合征属于中医学"痹证"范畴，多因外感风寒湿邪，侵袭筋脉，或跌打损伤、慢性劳损伤及筋骨，造成筋脉痹阻，气血运行不畅，导致腓骨小头处疼痛。

西医学认为本病是由于膝关节外侧方腓骨小头处软组织外伤、劳损，出现炎性浸润、肿胀，引起腓总神经受压，造成该神经支配区域出现皮肤感觉异常、功能障碍等临床症状。

【病因病理】

外伤、劳损使腓骨小头处软组织充血水肿、炎性渗出，腓总神经管机化粘连，引起腓总神经受压，造成该神经支配区域的皮肤感觉异常、功能障碍。

【临床表现与检查】

1. **临床表现**

（1）有急慢性损伤或外伤史。

（2）患侧腓骨小头或腓骨颈处疼痛、胀痛、发麻，向小腿前下方放射。

（3）小腿前外方第 1 ～ 3 趾趾背皮肤痛觉减退或过敏。

（4）严重者出现跛行、足外翻无力或足下垂。

（5）动静触诊：腓骨颈处触及条索状结节，伴有压痛，向前下方放射。

2.**检查** X线检查、实验室检查均正常。

【治则治法】

松解筋结，分离粘连，活血消肿，化瘀止痛。

【治疗步骤】

1.**松解液** 软损宁松解液 3mL

2.**针具** 扁圆刃水针刀或圆头巨型筋骨针。

3.**针法** 筋膜弹拨分离法。

4.**体位** 仰卧位。

5.**操作步骤** 按"一明二严三选择"的操作规程，结合 X 线片或 MRI 所示，令患者仰卧位于治疗床上，局部皮肤常规消毒后，戴无菌手套，铺无菌洞巾，具体操作如下（图 11-16）：

定位在腓骨小头后上方腓管压痛结节处：选取扁圆刃水针刀或圆头巨型筋骨针，由后上向前下快速斜行进针，逐层松解分离筋膜结节，行筋膜弹拨分离法，松解 3～6 针，回抽无血，注入松解液 1mL，快速出针，贴创可贴。每周治疗 2～3 次，3～5 周为 1 个疗程。

神经卡压症状重者，选用圆头巨型筋骨针，沿腓管由后上向前下，进针 2～3cm，用筋膜撬拨松解法，注射中浓度医用三氧 2mL，快速出针，贴创可贴。每周治疗 1 次，1～3 周为 1 个疗程。

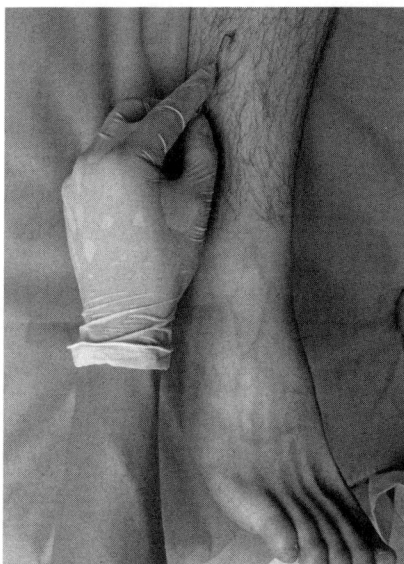

图 11-16 腓管综合征入路图

【注意事项】

1.水针刀松解时宜弹拨分离，避免横切，以防损伤腓总神经。

2.筋骨针松解时不宜过多通透，防止损伤血管。

第十一节 踝管综合征

【概述】

踝管综合征属于中医学"痹证"范畴，多因外感风寒湿邪，侵袭筋脉，或跌打损伤、慢性劳损伤及筋骨，造成筋脉痹阻，气血运行不畅，引起足部疼痛。

西医学认为踝管综合征是指胫后神经或其分支，经过内踝后面屈肌支持带（分裂韧带）下方的骨纤维管时，因受压而引起的综合征。本病多由踝管内压力过大或组织过多，造成踝关节背屈或跖屈时胫后神经及其分支受压所致。

【病因病理】

1. **慢性劳损**　踝部慢性劳损，引起踝关节筋膜挛缩，分裂韧带紧张性增加，管内充血水肿，压力升高，机化粘连，刺激压迫胫后神经、血管、韧带。

2. **外伤、扭伤**　踝关节的外伤、扭伤，使周围的肌腱部分撕裂，散在出血水肿、炎性渗出，日久机化，增生肥厚，结节粘连，踝管内容物体积因此增大。因踝管为骨性纤维管道，缺乏伸缩性，不能随之膨胀，故管内压力升高，则形成狭窄，引起胫后神经受压症状。

【临床表现与检查】

1. **临床表现**

（1）本病好发于体力劳动者及经常运动的青壮年男性。

（2）单侧发病者多于双侧。

（3）急性损伤多发于青壮年男性，慢性损伤多发于年龄较大者。

（4）患足的足底部疼痛、麻木或有针刺感，活动后加重，休息后减轻。

（5）患足站立、行走时疼痛症状加重，部分患者疼痛可向小腿内侧放射，一般不超过膝关节。

（6）足底感觉减退或消失，其范围在足背内侧神经支配的足跟内侧与内侧三个半趾。

（7）症状持续日久，则出现跟骨内侧和足底麻木，或有蚁行感。重者可出现足趾皮肤干燥发亮、汗毛脱落，足部内侧肌肉萎缩，走路跛行。

2. **X 线检查**　早期无明显异常，晚期可见距骨内侧有骨赘形成。

【治则治法】

松解压迫，活血化瘀，通络止痛。

【治疗步骤】

1. **松解液**　软损宁松解液 3 ~ 6mL。

2. **针具**　鹰嘴型水针刀、圆头巨型筋骨针。

3. **针法**　筋膜弹割松筋法、筋孔旋转松筋法。

4. **体位**　侧卧位。

5. **操作步骤**　按"一明二严三选择"规程，结合影像检查所示，令患者侧卧于治疗床上，患肢在下，患足内踝朝上，以脉枕垫平稳，按水针刀三针法定位，局部皮肤常规消毒后，戴无菌手套，铺无菌洞巾，具体操作如下（图11-17）：

a针：内踝后下缘。选取鹰嘴型水针刀，垂直进针刺入，逐层分离筋膜结节，达骨面后，应用筋膜弹割松筋法，分离3～6针，回抽无血，注射松解液1mL，再注射中浓度医用三氧5～10mL，快速出针，贴创可贴。

b针：足跟骨内上缘。选取鹰嘴型水针刀，垂直进针，逐层分离筋膜结节，达骨面后，应用筋膜弹割松筋法，分离3～6针，回抽无血，注射松解液1mL，再注射中浓度医用三氧5～10mL，快速出针，贴创可贴。

c针：内踝前缘与跟骨底内侧踝管中。选取圆头巨型筋骨针，透皮后进针达踝管下方，行筋孔旋转松筋法后放血，再注射中浓度医用三氧5～10mL，快速出针，贴创可贴。

每周治疗2～3次，1～3周为1个疗程。

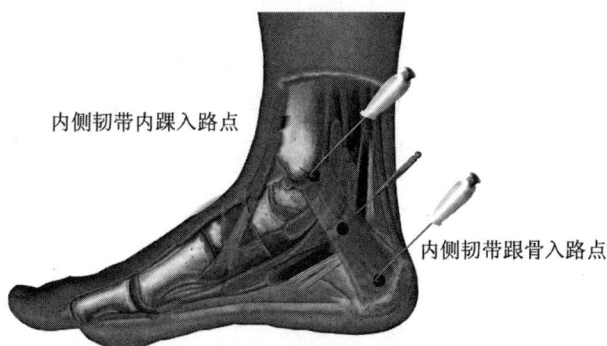

图11-17　踝管综合征进针示意图

内侧韧带内踝入路点

内侧韧带跟骨入路点

【手法治疗】

术者一手握足跟，一手握足内侧面，让患者做足外翻动作的同时，加力过度外翻几次，使分裂韧带彻底松解。

【注意事项】

在用水针刀进行分裂韧带两端松解时，严防损伤胫后神经和胫后动脉。

第十二节　跟痛症

【概述】

跟痛症属于中医学"痹证"及"筋伤"的范畴，多因肝肾亏虚、气血不足、外感风寒湿邪及慢性劳损，导致足跟部气血凝滞，从而引起临床症状，是中老年人的常见病、多发病。

西医学认为，本病主要由于足跟部的急慢性损伤、增生退变等因素，引起足底部跖腱膜下层充血发炎、机化粘连，形成筋膜结节，跖长韧带受损，硬化挛缩，导致足跟部疼痛。临床以跟后滑囊炎和跟骨骨刺较为常见。部分肥胖患者，可因跟骨高压等因素引起足跟部疼痛，行走困难。

【病因病理】

1. 跟后滑囊炎　跟腱止点的前、后部和前下部各有微小的滑囊，若小腿三头肌过度收缩，如长途跋涉和奔跑、过久站立，使跟腱周围受到反复的牵拉和摩擦，导致跟部某个滑囊及其周围损伤、瘀积等，则引起跟痛症。

2. 跟骨下脂肪垫炎　患者一般有外伤史，多因走路时不小心，足跟部被高低不平的路面或小石子损伤，引起跟骨负重点下方脂肪组织损伤，局部充血、水肿、增生。

3. 跟骨骨骺炎　跟骨骨骺炎只发生于跟骨骨骺出现到闭合的这段时间内。跟骨第 2 骨化中心 6～7 岁出现，13～14 岁闭合，所以本病多发生在少年发育生长期。

4. 跖筋膜炎　因职业关系长期站立于硬地面工作，或因扁平足，使跖筋膜长期处于紧张状态，在其起点处反复牵拉，发生充血、炎性渗出，日久则骨质增生，形成骨刺。

5. 中医认识　年老体弱或久病卧床，肾气虚衰，则骨痿筋弛。肝肾亏虚，肾虚不能主骨，肝虚无以养筋，若有损伤或风寒湿邪乘虚外侵，致气血瘀滞，日久瘀滞更甚，从而使骨质增大变硬，发生骨刺。

【临床表现与检查】

1. 跟后滑囊炎与跟骨下脂肪垫炎的诊断要点

（1）跟后滑囊局部肿胀疼痛，多为一侧跟部疼痛，跟腱后部肿痛，步行或站立时疼痛加重。

（2）若因脂肪垫萎缩引起，局部无红肿，疼痛多在足跟负重区偏内侧，可触及皮下的脂肪纤维块。

（3）动静触诊：跟骨后下方筋膜层压痛，可触及捻发音。压痛局限于跟骨大结节内侧的跖筋膜。

2. 跟骨骨刺的诊断要点

（1）起病缓慢，可有数年病史或慢性损伤史；多为一侧足跟痛，疼痛位于跟底部，走动后好转，晨起或休息后再开始走动时疼痛加重，有的患者晨起后需要一两个小时的预备活动才能走路。

（2）足跟底部疼痛，行走时跟骨结节处疼痛明显。

（3）动静触诊：跟骨跖面的跟骨结节处压痛明显，如骨刺大，可触及骨性隆凸。

（4）患足足弓加深，跖长韧带和跖筋膜（患足伸平时）像弓弦一样，在足弓处可清楚触及。

（5）X 线检查：跟下结节增生钙化，部分呈鸟嘴样突起。

【治则治法】

松解筋结，分离粘连，活血化瘀，消肿止痛。

【治疗步骤】

1. 跟后滑囊炎的治疗

（1）松解液：软损宁松解液 3～6mL。

（2）针具：扁圆刃水针刀。

（3）针法：筋膜弹拨分离法

（4）体位：俯卧位。

（5）操作步骤：按"一明二严三选择"的操作规程，局部皮肤常规消毒后，戴无菌手套，铺无菌洞巾，具体操作如下（图 11-18，图 11-19）：

在跟骨后下点寻找阳性点：取扁圆刃水针刀，垂直刺入囊内，按筋膜弹拨分离法，松解、通透 3 针，回抽无血，注射松解液 1～2mL，快速出针，贴创可贴。

每周治疗 2～3 次，1～3 周为 1 个疗程。

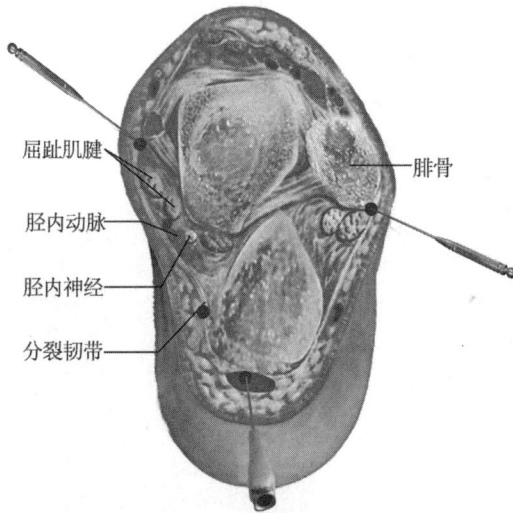

屈趾肌腱

腓骨

胫内动脉

胫内神经

分裂韧带

图 11-18　跟后滑囊炎进针示意图

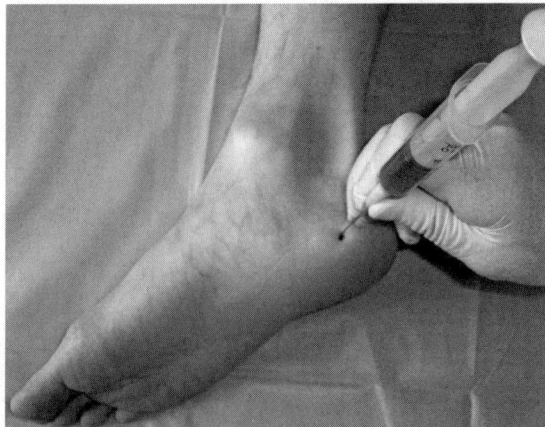

图 11-19　跟后滑囊炎入路图

2. 跟骨骨刺的治疗

（1）松解液：骨康宁松解液 3 ～ 6mL。

（2）针具：扁圆刃水针刀。

（3）针法：骨膜扇形松筋法。

（4）体位：俯卧位。

（5）操作步骤：按"一明二严三选择"的操作规程，结合 X 线片所示，令患者俯卧于治疗床上，踝关节前缘垫一枕头，皮肤常规消毒后，戴无菌手套，铺无菌洞巾，具体操作如下（图 5-20，图 5-21）：

取跟骨底部下内外踝连线与足纵线交点处的压痛点为治疗点，此点为跖长韧带附着点，即骨刺的尖部。水针刀纵向垂直进针，快速透皮后，进针方向与跖长韧带平行，逐层松解筋膜结节，达骨刺尖部，行骨膜扇形松筋法，松解骨刺尖、跖长韧带 3 ～ 6 针，回抽无血，注射松解液 1 ～ 2mL，快速出针，贴创可贴。

每周治疗 2 ～ 3 次，1 ～ 3 周为 1 个疗程。

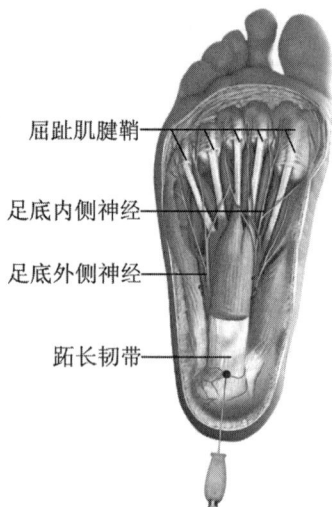

屈趾肌腱鞘

足底内侧神经

足底外侧神经

跖长韧带

图 5-20 跟骨骨刺进针示意图

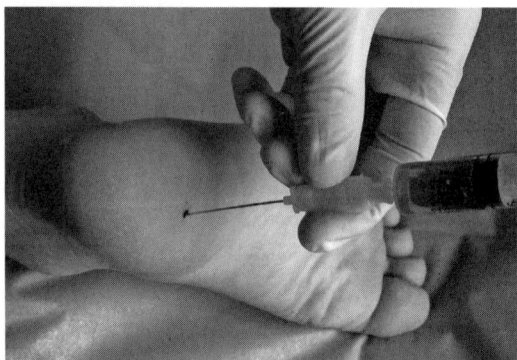

图 5-21 跟骨骨刺入路图

【手法治疗】

1. 术者双手拇指紧贴跟骨骨刺尖端部位，行反复背伸动作，以使韧带松解，然后让患者尽量背伸患足，术者给予助力，进一步松解韧带。

2. 采用坐位足底滚木练习法，即患者取坐位，以圆柱型木棍置于患侧足底，令患足不断来回滚动木棍。此法对本病的恢复可起一定作用。

【典型病案】

赵某，男，69 岁，年轻时职业为理发师。2019 年 5 月 4 日于北京中医药大学国医堂就诊。

患者左跟肿痛已 1 年余，近 3 个月加重。经 X 线检查，证实为跟骨骨刺。现症：左足疼痛明显，怕冷，走路则左跟处痛甚，影响行走。苔薄白，脉沉弦。此属少阴肾亏所致。

水针刀治疗：松解跟下筋结点 9 ～ 12 针；配合筋骨针，针刺太溪、昆仑、申脉、悬钟。

跟下筋结点为跟下跖长韧带受力点，针刀松解以疏通局部经气，化瘀定痛。太溪是足少阴经之原穴，足少阴经"别入跟中"，故可强健筋骨、宣痹镇痛；昆仑、申脉位于足跟部，属于足太阳膀胱经，与足少阴肾经相表里，能疏筋脉、行气血、通络止痛。悬钟为八会穴之髓会，既可补髓壮骨，又能通经活络。

处方：芍药知母汤合当归独活寄生汤加减。当归 10g，独活 15g，赤芍 30g，知母 10g，威灵仙 30g，补骨脂 10g，桑寄生 30g，山药 30g，怀牛膝 30g，姜黄 15g，熟地黄 20g，苍术 10g，炙甘草 9g，生姜 9 片。

方解：独活寄生汤标本兼顾，扶正祛邪，加当归补血活血。芍药收敛止痛。山药滋补肺脾肾。姜黄温经通络。怀牛膝入肝、肾经，补肝肾，强筋骨。甘草调和诸药。

服上方 3 剂，针 2 次，足跟痛症状明显减轻，休息后较治疗前恢复快。上方增制附子 15g，继服 6 剂，针 3 次后，左足跟肿消痛止，痊愈。随访半年无复发。

【注意事项】

1. 水针刀在跟下结节治疗时不宜向前内侧进针，防止损伤血管、神经。
2. 术后适当休息，减少负重，避免剧烈运动。

第十二章　脊柱相关疾病

第一节　脊源性哮喘

【概述】

脊源性哮喘是由于颈椎下段、胸椎上段软组织损伤，小关节错位，刺激压迫支配肺、气管的内脏神经，引起气管、支气管平滑肌痉挛而致呼吸困难。本病发作若持续较久，即发生黏膜水肿，分泌物大量增多。临床上常见气促、呼吸困难、肺部广泛性哮鸣音（病重时因支气管发生阻塞，哮鸣音反而不明显）、发绀、胸闷、吐黏液痰。

【病因病理】

1.因关节错位，椎间孔变形、变窄，使交感神经受压，其作用受到抑制，而副交感神经的作用增强，支气管平滑肌痉挛，分泌物增加，膈肌运动减弱，从而出现胸闷、气短、咳嗽等症状。

2.中医学认为，本病基本病机是肺气上逆，宣降失职，或气无所主，肾失摄纳。病位主要在肺和肾，涉及肝、脾。哮喘有虚实之分。实喘在肺，为外邪、痰浊、肝郁气逆，邪壅肺气，宣降不利所致；虚喘责之肺、肾两脏，因阳气不足，阴精亏耗，而致肺肾功能失常，且尤以气虚为主。实喘病久伤正，由肺及肾，或虚喘复感外邪，或夹痰浊，则病情虚实错杂，多表现为邪气壅阻于上、肾气亏虚于下的上盛下虚证候。

【临床表现与检查】

1.临床表现

（1）部分患者在起病前有急性支气管炎、流行性感冒或肺炎等急性呼吸道感染史。

（2）常在寒冷季节发病，出现咳嗽、咳痰，尤以晨起为重。

（3）痰呈白色黏液泡沫状，黏稠不易咳出。在急性呼吸道感染时，症状迅速加剧，痰量增多，秋冬季节加剧。

（4）喘息型支气管炎患者在症状加剧或继发感染时，常有哮喘发作，气急不能平卧。

（5）脊源性哮喘患者多伴有颈胸节段棘突、椎旁压痛，尤其是 C6～C7、T1～T3 棘突局部软组织异常改变，肌筋膜增厚、硬化，触诊可有筋膜结节。

（6）本病早期多无明显体征，有时在肺底部可听到湿性和干性啰音。喘息型支气管炎在咳嗽或深吸气后可听到哮鸣音，发作时有广泛哮鸣音，长期发作的患者可有肺气肿的体征。

（7）脊柱三指触诊法：颈胸关节棘突两侧、T1～T3 棘突两侧有压痛，软组织有结节和条索。

2．X 线检查　胸部 X 线片显示肺纹理增强，支气管呈树枝样改变；胸椎正侧位片显示胸椎韧带钙化，T1～T3 棘突偏歪，胸肋关节半错位。

【治则治法】

松解筋结，分离粘连，调节神经，平衡脏腑，理气平喘。

【治疗步骤】

1．松解液　安喘松解液 6～9mL。
2．针具　埋线水针刀。
3．针法　筋膜扇形松筋法。
4．体位　俯卧位或仰卧位。
5．操作步骤　按"一明二严三选择"的操作规程，选取水针刀三针点，皮肤常规消毒后，戴无菌手套，铺无菌洞巾，具体操作如下（图 12-1）：

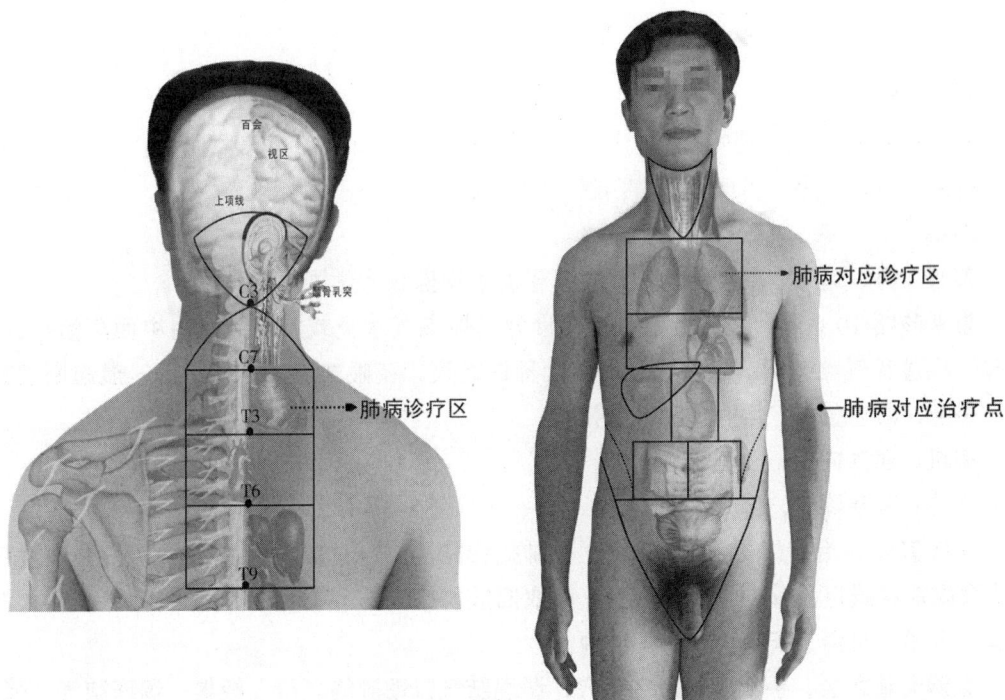

图 12-1　脊源性哮喘治疗示意图

a 针在胸椎中上段肺病诊疗区 C7 ~ T1 之间、脊柱两侧后关节囊线，b 针在胸前筋膜区，肺病对应诊疗区。按纵行排线法，取埋线水针刀在治疗点斜行进针，达筋膜层，以筋膜扇形松筋法，松解分离筋膜结节 3 ~ 6 针，平推进针 3 ~ 5cm，推注松解液。然后在颈胸筋膜区、胸前筋膜区旋转针刀，充分扇形松解筋膜结节，当针下有松动感时，边推线边退针，将蛋白线留置于治疗点的肌筋膜层，不使蛋白线外露。术后出针，贴创可贴。

c 针在四肢肺病对应治疗点，水针刀斜行向心性进针 1 ~ 3cm，达筋膜层，推注松解液 1mL，然后弹拨分离 1 ~ 3 针，推留蛋白线。术后出针，贴创可贴。

每 1 ~ 2 周治疗 1 次，3 ~ 5 次为 1 个疗程。

病情顽固的患者，可选用微型筋骨针，在上肢肺病对应治疗点、下肢足三里次处，按对应补偿原理留置蛋白线。每 2 ~ 3 周治疗 1 次，3 ~ 5 次为 1 个疗程。

【动静整脊手法】

1. 应用坐位斜扳法，松解颈胸关节周围软组织，扶正颈胸关节上下紊乱小关节。

2. 根据脊柱三步定位诊断法，结合临床表现及影像学检查，找到颈段及胸段三突线偏歪的棘突与横突，用呼吸推按复位法或旋转分压法复位，使其恢复到原来的位置，以增强疗效。

3. 在肺病诊疗区内脏线及脊神经后内、外支线治疗点，给予按揉叩击法，以充分舒展蛋白线，松解病变区紧张的肌筋膜，以增强疗效。

4. 在四肢肺病对应治疗点，给予按揉松解手法，松解筋膜结节处紧张的肌筋膜，以增强疗效。

【典型病案】

1. *肺经寒饮内伏* 喘咳痰鸣，胸中满闷，甚则胸盈仰息，痰多黏腻色白，咳吐不利，呕恶纳呆，口黏不渴。舌质淡，苔白腻，脉滑或濡。

病案

郭某，男，53 岁。2019 年 9 月 22 日于北京中医药大学国医堂就诊。

患者咳喘 10 余年，冬重夏轻，以往诊为慢性支气管炎或肺气肿，用中西药治疗，效不显。现患者气喘憋闷，耸肩提肚，咳吐稀白之痰，夜晚加重，不能平卧，晨起则吐痰，背部恶寒，面色黧黑。舌苔水滑，脉弦滑。

病机：寒饮内伏，上犯肺经。

治法：散寒除饮，降气平喘。

水针刀埋线治疗：a 针取胸椎中上段肺病诊疗区 C7 ~ T1 之间脊柱两侧后关节囊线，b 针取胸前筋膜区肺病对应诊疗区，c 针取四肢肺病对应治疗点；配合筋骨针，刺太渊、经渠、孔最、尺泽、天突、膻中、肺俞。

太渊为脉之会、手太阴肺经之原穴，调理肺气以助脉络之行。经渠，调理肺气，疏通经络。孔最为肺经之郄穴，肃肺气，宣肺窍。尺泽为肺经之合穴，合主逆气而泄，可宣导上焦气机，以泄肺气之壅。天突为任脉与阴维脉之交会穴，可涌吐痰实，以宣畅胸阳。膻中一名上气海，亦为八会穴之气会，取之宣通上焦，理气降逆，令胸膈气机通达，以平气逆不得息之苦。肺俞以通肺气，外合皮毛，兼行太阳之气。

处方：小青龙汤加减。麻黄 9g，桂枝 15g，干姜 9g，五味子 6g，细辛 6g，姜半夏 15g，川朴 15g，白芍 10g，炒莱菔子 30g，炙甘草 9g，生姜 9 片，大枣 6 枚。

方解：小青龙汤是治疗寒饮咳喘的名方，仲景先师用以治"伤寒表不解，心下有水气"，"咳逆倚息不得卧"的支饮为患。本案患者咳喘吐痰，痰色清稀，背部恶寒，舌苔水滑，为寒饮内扰于肺，肺失宣降之职。麻黄、桂枝发散寒邪，兼以平喘；干姜、细辛温肺胃，化水饮，兼能辅麻、桂以散寒；姜半夏涤痰浊，健胃化饮；五味子滋肾水以敛肺气；芍药养阴血以护肝阴，而为麻、桂、辛三药之监，使其祛邪而不伤正；炒莱菔子消食除胀，降气化痰；炙甘草益气和中，调和诸药。本方具有散寒邪、祛水饮之功，肺气通畅则咳喘自平。

服上方 3 剂，针 3 次，咳喘大减，吐痰减少，夜能卧寐，胸中觉畅。上方加杏仁 10g，川贝母 10g，服 6 剂，针 3 次而愈。随访半年无复发。

2. 肺经水寒射肺　面目浮肿，咳嗽气喘，咳大量白色泡沫样痰，伴呼吸困难，下肢水肿，小便短少。舌体胖，苔水滑。

病案

封某，女，76 岁。2019 年 9 月 22 日于北京中医药大学国医堂就诊。

患者患心脏病多年，近日续发咳喘，日轻夜重。面目浮肿、小便短少。舌体胖，苔水滑，脉弦滑。

病机：水寒射肺。

治法：通阳祛饮，利肺消肿。

水针刀埋线治疗：a 针取胸椎中上段肺病诊疗区 C7～T1 之间脊柱两侧后关节囊线，b 针取胸前筋膜区肺病对应诊疗区，c 针取四肢肺病对应治疗点；配合筋骨针，刺鱼际、合谷、阳溪、肺俞、丰隆、公孙。

肺与大肠相表里，鱼际为手太阴肺经之荥穴，主治表证的发热、头痛、咳喘等，有调理肺气、疏通经络的作用。合谷为手阳明大肠经之原穴，开闭宣窍。阳溪为手阳明大肠经之经穴，作用为宽胸降逆平喘。肺俞调肺合营。夹痰者，配丰隆化痰降浊。公孙和胃、降逆、止呕。诸穴合用，共奏疏风解表、降逆定喘之效。

处方：苓桂术甘汤加减。茯苓 30g，川厚朴 15g，姜半夏 15g，麻黄 9g，桂枝 15g，杏仁 15g，陈皮 10g，炒莱菔子 30g，炙甘草 9g。

方解：本方由《伤寒论》苓桂术甘汤演变而来，为苓桂术甘汤去白术加杏仁而成，有通降水气、疏利肺气之功能，临床用于治疗"水气上冲"，水寒射肺，迫使肺气不利，不能通畅疏利三焦而出现的咳喘、面目浮肿、小便不利等症，效果良好。茯苓淡渗，清肺降逆。白术健脾益气，而胃气可复。茯苓配白术，健脾化水，强健内在的气化。麻黄宣肺平喘。桂枝温通心阳以补心血，则营气复而经络通和。桂枝配白术，能祛肌间死水。炒莱菔子消食除胀，降气化痰。甘草调和营卫，则头晕目眩，肢体震颤可愈。诸药合用，具有健中行水、理气降冲之功。

服上方6剂，针3次，即小便畅利，咳喘大减。继服6剂，针刺3次，咳喘平，面目浮肿消退而病愈。

【注意事项】

1. 适量应用扩张气管、支气管药物，以及祛痰平喘药。
2. 控制辛辣油腻食物的摄入，忌烟酒。
3. 注意调畅情志。

第二节　脊源性胃脘痛

【概述】

脊源性胃脘痛，主要是胸椎发生解剖位移，导致胃、十二指肠的自主神经功能失调，引起胃脘疼痛的证候。

【病因病理】

T8～T11棘突有不同程度的后突伴偏歪、肌筋膜结节，卡压相对应的神经，造成胃壁蠕动加强，胃酸分泌增多，黏膜充血、糜烂，从而引起胃脘痛。腰背部外伤、劳损，可使胸椎发生移位，特别是胸小关节的移位，引起椎骨周围的软组织渗出、水肿、出血等，导致T6～T12脊神经椎旁交感神经的继发性损伤（压迫或牵拉），因而发生相应的内脏自主神经功能紊乱，从而出现胃脘痛。

中医学认为，本病基本病机是胃气阻滞，胃失和降，不通则痛。胃痛的病变部位在胃，但与肝、脾的关系极为密切。其病理因素主要有气滞、寒凝、热郁、湿阻、血瘀。胃痛日久不愈，脾胃受损，可由实证转为虚证。若因寒而痛者，寒邪伤阳，脾阳不足，可成脾胃虚寒证；若因热而痛者，邪热伤阴，胃阴不足，则致阴虚胃痛。虚证胃痛又易受邪，如脾胃虚寒者易受寒邪，脾胃气虚又可致饮食停滞，出现虚实夹杂证。

【临床表现与检查】

1. 临床表现

（1）胃脘部疼痛，主要为隐痛，背中部常有隐痛或牵扯不适感或酸胀感。其不适症状多不规律出现，或者有非特异性消化不良的症状，一般与进食无关。有时疼痛沿肋间神经行走方向逆向出现。

（2）有反酸、嗳气、食欲减退、饱胀感等症状。

（3）脊柱三指触诊法：局限性上腹部压痛，患节棘突及后关节囊轻压痛或酸胀不适感或轻叩痛，偏歪侧伴有饱满感。

2. 检查

（1）实验室检查，胃液分析可显示胃酸分泌过多。

（2）胃、十二指肠内镜检查，胃电图检查可判断有无溃疡，并鉴别溃疡性质等。

（3）X线检查可发现T8～T11棘突有不同程度的后突伴偏歪，后关节囊双影、双边征。

【治则治法】

松解筋结，分离粘连，活血化瘀，调节脏腑，和胃止痛。

【治疗步骤】

1. **松解液**　胃炎松解液6～9mL。

2. **针具**　埋线水针刀。

3. **针法**　筋膜扇形松筋法、筋膜弹拨松筋法。

4. **体位**　俯卧位。

5. **操作步骤**　按"一明二严三选择"的操作规程，选取水针刀三针点，皮肤常规消毒后，戴无菌手套，铺无菌洞巾，具体操作如下（图12-2）：

a针取胸椎中下段胃病诊疗区T9～T12节脊柱两侧后关节囊线，b针取胃病对应诊疗区。选取埋线水针刀，按纵行埋线法，在治疗点斜行进针，达筋膜后，平推进针3～5cm，推注松解液，然后旋转针刀，在胸背及腹前筋膜区充分进行扇形松解筋膜结节，直到针刀下有松动感，边推线边退针，将蛋白线留置于治疗点的肌筋膜层，不使蛋白线外露，术后出针，贴创可贴。

c针取胃病对应治疗点。注入松解液1mL，水针刀以筋膜弹拨法松解3～6针，针下有松动感，留置蛋白线，术后出针，贴创可贴。

每1～2周治疗1次，3～5次为1个疗程。

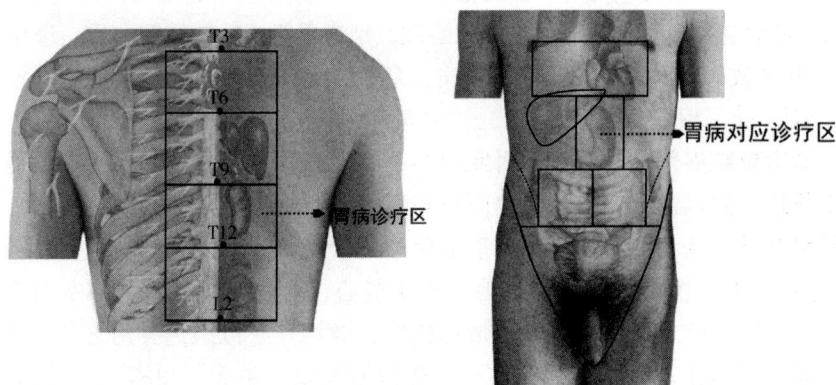

图12-2　脊源性胃脘痛治疗示意图

病情顽固的患者，可选用微型筋骨针，在上肢胃病对应治疗点、下肢足三里次处，按对应补偿原理留置蛋白线。每2～3周治疗1次，3～5次为1个疗程。

【手法治疗】

1. 根据脊柱三步定位诊断法，结合临床表现及影像学检查，找到颈段及胸段三突线偏歪的棘突与横突，采用呼吸推按复位法及旋转分压法，使其恢复到原来的位置，以增强疗效。

2. 在胃病诊疗区内脏线及脊神经后内、外支线治疗点，给予按揉叩击法，以充分舒展蛋白线，松解病变区紧张的肌筋膜，以增强疗效。

3. 在四肢胃病对应治疗点，给予按揉松解手法，以充分舒展蛋白线，松解筋膜结节处紧张的肌筋膜，以增强疗效。

【典型病案】

1. **肝胃不和型**　脘腹痞闷不舒，胸胁胀满，心烦易怒，善太息，呕恶嗳气，或吐苦水，大便不爽。舌质淡红，苔薄白，脉弦。

病案

郝某，女，48岁。2018年4月于北京中医药大学国医堂就诊。

患者患胃脘疼痛1年，其痛上抵心胸，脘腹自觉有一股凉气窜动，有时则变为灼热之气由胃上冲咽喉。饮食日渐减少，触诊腹部胀满，少寐，小便黄，大便每日2次。舌质红绛，脉弦。

病机：厥阴郁勃之气上冲于胃，胃气被阻，不得通降。

治法：寒热并用以调肝和胃。

水针刀埋线治疗：a针取胸椎中下段胃病诊疗区T9～T12脊柱两侧后关节囊线，b针取胃病对应诊疗区，c针取胃病对应治疗点；配合筋骨针，刺行间透太冲、上巨虚透足三里、大陵透内关、公孙。

太冲为足厥阴肝经之输穴，亦是原穴，功能疏肝解郁、降逆，取之治肝气之横犯。行间为肝经荥穴，清热行郁，止渴祛烦。足三里为胃经之合穴，能运中气助后天生化之源，促升降气机调畅。上巨虚为大肠经下合穴，使胃肠气机调畅，并可引经表之邪达外。大陵为心包经之原穴，疏通心络，清心包热邪，调血脉之滞。内关为心包经之络穴，理气降逆，行滞开郁，亦可调血脉而益阴和营。公孙为脾经之络穴，别走胃经，功能健脾和胃，理中降逆。

处方：四逆散合乌梅丸加减。黄连6g，乌梅10g，柴胡15g，青皮10g，白芍15g，生姜9片，川椒6g，枳壳10g，郁金15g，甘草9g。

方解：本案胃脘痛伴上冲之气，时寒时热，实属寒热错杂之候，又见其脉弦，则为厥阴之气犯胃所致。如以舌绛、胃中灼热而用苦寒之药，则苦能伤阴，寒则伤胃；如以凉气窜动扰胃而用辛温之品，则必劫肝阴而反助阴中之伏热。因此但用寒、温一法而不能得其全也。《伤寒论》有"厥阴之为病，消渴，气上撞心，心中疼热，饥而不欲食"之文，指出肝热胃寒，阴阳错杂之病情，与本案情况相符，故治疗必以寒热并用之法，调厥阴肝气以和胃。黄连之苦以清其热；乌梅、白芍之酸以滋其阴；生姜、川椒之辛温以温散其寒，助肝脏疏泄；青皮、枳壳、郁金调肝胃之气，舒展气血之郁。全方寒温并施，肝胃并调，正切本案之病机，故服之即效。

服上方3剂，针2次，胃痛即止，气窜证消失，食欲有所增加，腹部微有胀满。再于上方中加焦三仙各 30g，厚朴 10g，连服 3 剂，针 1 次，诸症皆安。

2. *痰热阻络型*　脘腹胀闷不舒，灼热嘈杂，恶心呕吐，口干不欲饮，口苦，纳少，大便干结或黏滞不畅。舌质红，苔黄腻，脉滑数。

病案

杨某，女，58 岁。2018 年 12 月于北京中医药大学国医堂就诊。

患者胃脘作痛，按之则痛甚，其疼痛之处向外隆起成包块，大如鸡卵，濡软不硬。患者恐为癌变，急到医院做 X 线钡餐透视，因须排队等候，心急如火，乃请中医治疗。切其脉弦滑有力。舌苔白中带滑。问其饮食、二便，皆为正常。

病机：少阴痰热内凝，脉络瘀滞。

治法：清热化痰，消痞散结。

水针刀埋线治疗：a 针取胸椎中下段胃病诊疗区 T9 ～ T12 脊柱两侧后关节囊线，b 针取胃病对应诊疗区，c 针取胃病对应治疗点；配合筋骨针，刺公孙、脾俞、足三里、丰隆、内庭。

公孙为脾经之络穴，别走胃经。脾俞乃脾之精气聚会之所，健脾益气利湿，消纳水谷，调运升降气机。丰隆为足阳明胃经之络穴，降浊导滞，宣通气机以豁痰。足三里为胃经之合穴，健脾胃，补益中阳。内庭为足阳明胃经之荥穴，荥主身热，可清热且治郁烦。

处方：小陷胸汤。糖瓜蒌 30g（先煎），黄连 9g，姜半夏 15g，云苓 20g，川朴 15g，炒莱菔子 30g，青皮 9g，甘草 9g。

方解：《伤寒论》有"小结胸病，正在心下，按之则痛，脉浮滑者，小陷胸汤主之"条文，其中的"心下"，即指胃脘。观本案脉证，正为痰热之邪结于胃脘的小结胸证。故治用小陷胸汤，以清热涤痰，活络开结。瓜蒌甘寒滑润，清热涤痰，宽胸利肠，并能疏通血脉。黄连苦寒，清泄心胃之热。姜半夏辛温，涤痰化饮散结。三药配伍，使痰热各自分消，顺肠下行，而祛其结滞。瓜蒌在本方中起主要作用，用量宜大，并且先煎。服本方后，大便泻下黄色黏液，乃是痰涎下出的现象。云苓健脾益胃，利水渗水。炒莱菔子消积导滞，祛痰。若兼见少阳证胸胁苦满者，可与小柴胡汤合方，效如桴鼓。

服上方 3 剂，针 1 次，大便解下许多黄色黏液，胃脘之痛立止，隆起包块遂消，病愈。随访半年无复发。

【注意事项】

1. 配合呼吸推按复位法及平衡肘顶法复位法，整复错位的胸椎关节。
2. 控制辛辣油腻食物的摄入，忌烟酒。

第三节　骶源性前列腺炎

【概述】

骶源性前列腺炎属于中医学"癃闭"范畴，是以小便量少，点滴而出，甚则小便闭塞不通为主症的一种疾患。小便不利，点滴而短少，病势较缓者为"癃"；小便闭塞，点滴不通，病势较急者为"闭"。一般合称为"癃闭"。

骶源性前列腺炎主要是腰骶部、盆腔病变引起类似前列腺炎的症状，应用水针刀松解埋线技术治疗，有满意疗效。

【病因病理】

L5～S1、S2～S4骶髂关节错位，骶髂筋膜区损伤后，临床出现骶髂筋膜区、会阴部、腰骶部及直肠内酸胀疼痛，有时可牵涉耻骨上区及阴茎、睾丸等处，性质多为隐痛。

中医学认为，本病的基本病机为膀胱气化功能失调，其病位主要在膀胱与肾，但与三焦、肺、脾、肝密切相关。其病理因素有湿热、热毒、气滞及痰瘀。由于癃闭的病因不同，故其病理性质有虚实之分。膀胱湿热，肺热气壅，肝郁气滞，尿路阻塞，以致膀胱气化不利者，为实证。脾气不升，肾阳衰惫，导致膀胱气化无权者，为虚证。但各种原因引起的癃闭，常互相关联，或彼此兼夹。如肝郁气滞，可以化火伤阴；若湿热久恋，又易灼伤肾阴；肺热壅盛，损津耗液严重，则水液无以下注膀胱；脾肾虚损日久，可致气虚无力运化而兼夹气滞血瘀，均可表现为虚实夹杂之证。不少医生一见小便不利，便以木通、通草、车前子等治之，阳实易瘳，阳虚则贻，不可不知也。医生辨证应当六经脉证合参。

【临床表现与检查】

1.临床表现

（1）有尿路感染或尿路梗阻史。

（2）尿频、尿急、尿痛、排尿不适或有灼热感，排尿终末或便时尿道可有白色分泌物滴出。

（3）疼痛部位主要在会阴部、腰骶部及直肠内，有时可牵涉耻骨上区及阴茎、睾丸等处，性质多为隐痛。

（4）性功能异常，如性欲减低、早泄、阳痿及遗精等。

（5）前列腺液镜检，每高倍视野＞10个细胞。

（6）脊柱三指触诊法：骶髂筋膜区骶棘肌两侧可触及筋膜结节，伴压痛。

2.X线检查　骨盆平片可发现骶髂关节半错位，尾骨偏歪或后翘。

【治则治法】

松解筋结，分离粘连，活血化瘀，通络行痹，调节脏腑。

【治疗步骤】

1.松解液　前列康松解液6～9mL。

2.针具　埋线水针刀。

3.针法　筋膜扇形松筋法、筋膜弹拨松筋法。

4.**体位** 坐位或俯卧位。

5.**操作步骤** 按"一明二严三选择"的操作规程，选取水针刀三针点，皮肤常规消毒后，戴无菌手套，铺无菌洞巾，具体操作如下（图 12-3）：

a 针取生殖病诊疗区内脏治疗线；b 针取腹前筋膜区下段生殖病对应诊疗区：埋线水针刀以"十"字埋线法，在治疗点斜行进针达筋膜层，平推进针 3～5cm，推注松解液 1mL，充分进行扇形分离。当针下有松动感时，边推线边退针，将蛋白线留置于治疗点的肌筋膜层，不使蛋白线外露。术后出针，贴创可贴。

c 针取下肢生殖病对应治疗点（上三阴交）。水针刀斜行向下方进针 1～3cm 达筋膜层，推注松解液 1mL，然后弹拨分离 1～3 针，推留蛋白线。术后出针，贴创可贴。

每 1～2 周治疗 1 次，3～5 次为 1 个疗程。

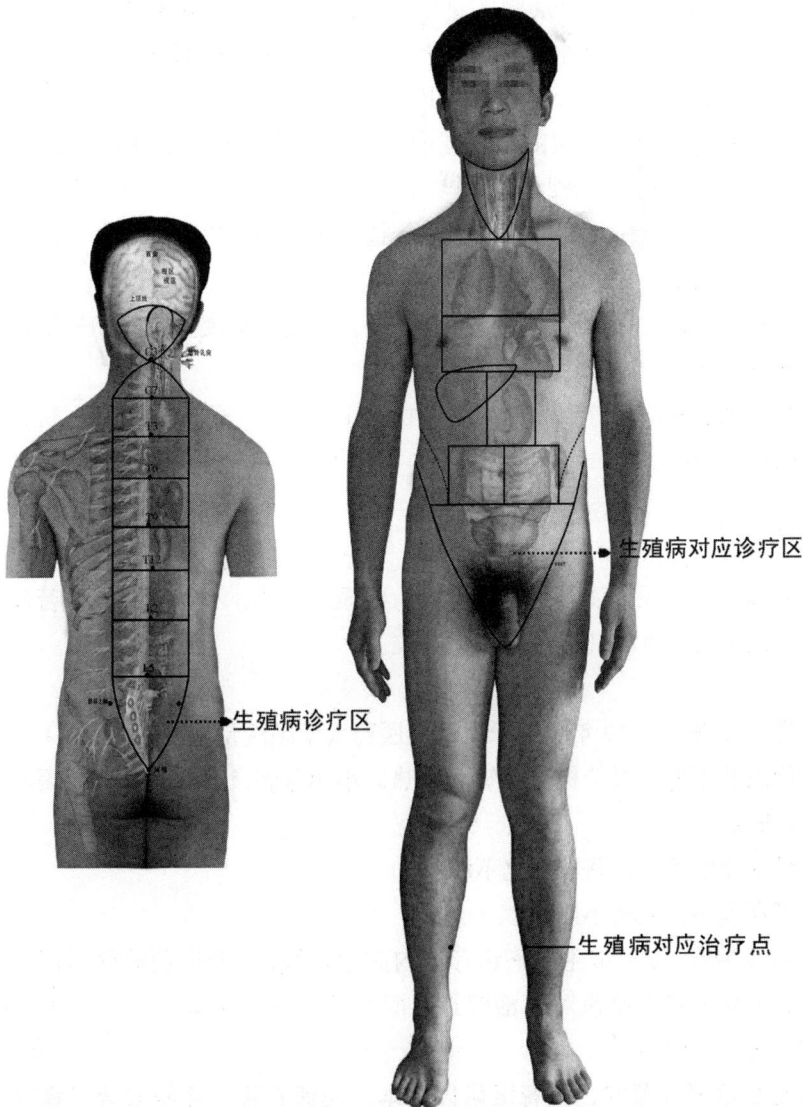

图 12-3 骶源性前列腺炎治疗示意图

病情顽固的患者，可选用微型筋骨针，在关元次、蠡沟次，按对应补偿原理行筋膜扇形松筋法。每周治疗 2 ～ 3 次，3 ～ 5 次为 1 个疗程。

【手法治疗】

1. 找到错位的骶髂关节，以三点定位快速闪动法进行整复，伴有尾骨偏歪者可行整复手法治疗。

三点定位快速闪动法：患者仰卧在治疗床上，头部去枕，平静呼吸，双下肢屈髋屈膝135°。术者双手扶其膝关节，嘱患者呼气，术者喊"一、二、三"，在患者呼气末，双手同时按压膝关节内侧缘，快速闪动下压，从而使骶髂关节恢复至原有位置。（注意：该手法不适用于老年人及骨质疏松患者。）

2. 在肾病对应诊疗区，腹外筋膜区及腰肋筋膜区中下段，用双手拇指弹拨松筋法，充分弹拨、提拿、舒展、松解腹外筋膜区及腰肋筋膜区中下段的肌筋膜结节，具有缓急止痛作用，并可增强肾病诊疗区脊诊整脊的作用。

3. 在生殖病对应诊疗区，腹前筋膜区中下段，用手掌小鱼际顺时针旋摩 1 ～ 3 分钟，再逆时针旋摩 1 ～ 3 分钟，如此反复操作，每日 2 次。

4. 在生殖病诊疗区，中枢线治疗点，给予按揉叩击法，以充分舒展蛋白线，松解病变区紧张的肌筋膜，以增强疗效。

5. 在生殖病对应诊疗区，给予按揉松解手法，以充分舒展蛋白线，松解病变区紧张的肌筋膜，可起到增强疗效的作用。

6. 在四肢生殖病对应治疗点，给予按揉松解手法，充分舒展蛋白线，松解治疗点紧张的肌筋膜，以增强疗效。

【典型病案】

1. **膀胱湿热型**　小便点滴不通，或量极少而短赤灼热，小腹胀满，口苦口黏，或口渴不欲饮，或大便不畅。舌质红，苔黄腻，脉数。

病案

马某，男，45 岁。2019 年 5 月于北京中医药大学国医堂就诊。

患者小便点滴不通，或量极少而短赤灼热，小腹胀满，口苦口黏，口渴不欲饮。舌质红，苔黄腻，脉数。

病机：湿热壅结下焦，膀胱气化不利。

治法：清利湿热，通利小便。

水针刀埋线治疗：a 针取生殖病诊疗区内脏治疗线，b 针取腹前筋膜区下段生殖病对应诊疗区，c 针取下肢生殖病对应治疗点；配合筋骨针，刺太溪、阴陵泉、膀胱俞、肾俞、三阴交、气海、中极。

太溪为足少阴肾经原穴，补肾滋阴以固本，交通心肾，且能调治三焦以镇水泛之咳呕，清降火热以除心烦之不眠。阴陵泉为脾经之合穴，主通调水道，清利下焦湿热而利小便。膀胱俞助膀胱经气之化，发散体表之水湿。肾俞益肾填精强骨，而行经气。气海调周身之气。三阴交滋补三阴，独有气血双补之妙。中极又名玉泉，为膀胱之募，主气化而利水湿。

处方：五苓散加减。茯苓 30g，泽泻 10g，通草 9g，黄柏 10g，山栀子 10g，瞿麦 15g，萹蓄 15g，赤芍 15g，王不留行 30g，车前子 30g（包煎），淡竹叶 10g，甘草 9g。

方解：泽泻性寒泄热、甘淡渗湿；茯苓、通草渗湿利水；山栀子、黄柏清利湿热；瞿麦、萹蓄利湿祛浊；赤芍清热凉血；车前子、王不留行利尿通淋；淡竹叶除烦利尿；甘草调和诸药。

服上方 1 剂，针 1 次，症状明显减轻。上方继服 3 剂，针 3 次而痊愈。随访半年无复发。

2. 肝火伤阴型　因阴虚而致者，由下焦血液不足，邪热遂生，须知焦虑则生心火，忿怒生肝火，热结于尿隧，闭其水道流行之机，故不利。其人多烦躁，口渴饮冷，小便或能滴几点，或短赤而热痛，伴胸胁满闷，口燥咽干，五心烦热，低热不退。舌红绛，无苔，脉弦出于寸口。

病案

马某，女，45 岁。2019 年 4 月于北京中医药大学国医堂就诊。

患者患慢性肾小球肾炎一年有余，面色青暗无泽，神情抑郁，腹胀如鼓，小便点滴而下，下肢肿胀、按之凹陷。大便干结，1 周未行，伴胸胁满闷，口燥咽干，五心烦热，低热不退。舌红绛，无苔，脉弦出于寸口。

病机：厥阴肝火刑金，灼伤太阴肺阴，不能通调水道。

治法：疏肝清热，润肺降气。

水针刀埋线治疗：a 针取生殖病诊疗区内脏治疗线，b 针取腹前筋膜区下段生殖病对应诊疗区，c 针取下肢生殖病对应治疗点；配合筋骨针，刺太溪、照海、中极、膀胱俞、三阴交、太冲、章门。

太溪能滋阴补肾，清虚热，以调胃润肠。照海为肾经穴，通阴跷脉，补肾生津以滋上渴。中极又名玉泉，为膀胱之募，主气化而利水湿。膀胱俞助膀胱经气之化，发散体表之水湿。三阴交滋补三阴，独有气血双补之妙。太冲为足厥阴肝经之原穴，疏肝解郁，清热泻肝气之横犯。章门为脾之募，足厥阴经与足少阳经之会穴，调肝理气，运脾通络。

处方：小柴胡汤合五苓散加减。柴胡 15g，黄芩 20g，青皮 10g，栀子 10g，赤芍 15g，通草 9g，泽泻 30g，车前子 15g（包煎），茯苓 20g，知母 15g，炙甘草 9g。

方解：癃闭一证，情属危急之候。本案癃闭继发于慢性肾小球肾炎之后，其危重之势可知，处理不当，每可导致阴阳离决、上下不通的"关格"证。本案辨证关键在于"脉弦出于寸口"，寸部候肺，弦为肝脉，寸部脉弦，则为肝郁化火，刑金伤肺之象。金被木刑，肺阴灼伤，肺气失于清肃下降之职，不能"通调水道，下输膀胱"，故见小便量少、点滴而下。正如李用粹《证治汇补》所说："一身之气关于肺，肺清则气行，肺浊则气壅，故小便不通由肺气不能宣布者居多。"小便不下，水液因之蓄积于内，则必伴腹胀如鼓。肝气郁结，则胸胁满闷、面色青暗。肺失清肃，则呼吸不畅，大便不行。小柴胡汤与五苓散合用使肝火降敛，肺气清肃，三焦通利而小便得通，故获良效。

服上方3剂，针3次，症状明显减轻。继以调理肝脾之法，终于转危为安。上方继服6剂，针5次而痊愈。随访半年无复发。

【注意事项】

1. 饮食宜清淡，控制辛辣油腻食物的摄入，忌烟酒。
2. 节房事，戒躁怒；注意调畅情志。
3. 适当锻炼身体，增强体质。

第四节　脊源性男性功能障碍

【概述】

脊源性男性性功能障碍是由于腰椎下段、骶髂关节周围软组织损伤，小关节紊乱，骶髂关节半错位，刺激、压迫盆腔的脊神经及内脏神经节，所引起的男性性功能障碍，如阳痿、早泄、性欲减退或功能性不育症等临床综合征。

【病因病理】

1. **颈椎病**　颈椎病造成高级神经功能及神经中枢的功能失调，使内分泌功能紊乱，抑制垂体的促性腺激素分泌，导致睾丸生精功能减退。

2. **脊柱力学平衡失稳**　脊柱力学平衡失稳造成支配生殖功能的神经卡压，进而引起各级性控制中枢兴奋性增高或降低。阳痿与早泄是各级性控制中枢兴奋与抑制两方面协调失平衡的两种表现，很可能是兴奋性一度增高，于是各中枢负担加重，最终进入抑制状态。

3. **中医认识**　《黄帝内经》把阳痿的病因归之于"气大衰而不起不用""热则筋弛纵不收""思想无穷，所愿不得"和"入房太甚"，认识到气衰、邪热、情志和房劳可引起本病。《诸病源候论·虚劳阴痿候》指出，"劳伤于肾，肾虚不能荣于阴器，故萎弱也"，认为本病由劳伤及肾虚引起。《济生方·虚损论治》提出真阳衰惫可致阳事不举。《明医杂著·男子阴痿》指出除命门火衰外，郁火甚也可致痿。

【临床表现与检查】

1. **临床表现**

（1）性欲减退，阴茎痿而不举、举而不坚，腰背酸痛，头晕，失眠，记忆力减退，心慌，易疲劳，且大多数患者有性功能障碍史。

（2）在女性颈椎病患者中，也有出现性欲减退甚至无性欲者，经过系统的药物或心理治疗无太大改善，部分患者出现骨盆畸形。

（3）脊柱三指触诊法：男性不育及性功能障碍者，骶髂筋膜区骶棘肌两侧可触及筋膜结节，伴压痛，尾椎偏歪，会有错位压痛。

2.**X线检查**　骨盆平片发现骶髂关节半错位，尾骨偏歪或后翘。

【治则治法】

松解筋结，分离粘连，活血化瘀，整脊复位，解除压迫，调节脏腑。

【治疗步骤】

1.**松解液**　肾复康松解液 6 ~ 9mL。

2.**针具**　扁圆刃水针刀、埋线水针刀。

3.**针法**　筋膜扇形松筋法。

4.**体位**　俯卧位。

5.**操作步骤**　按"一明二严三选择"的操作规程，皮肤常规消毒后，戴无菌手套，铺无菌洞巾，具体操作如下（图中 12-4）：

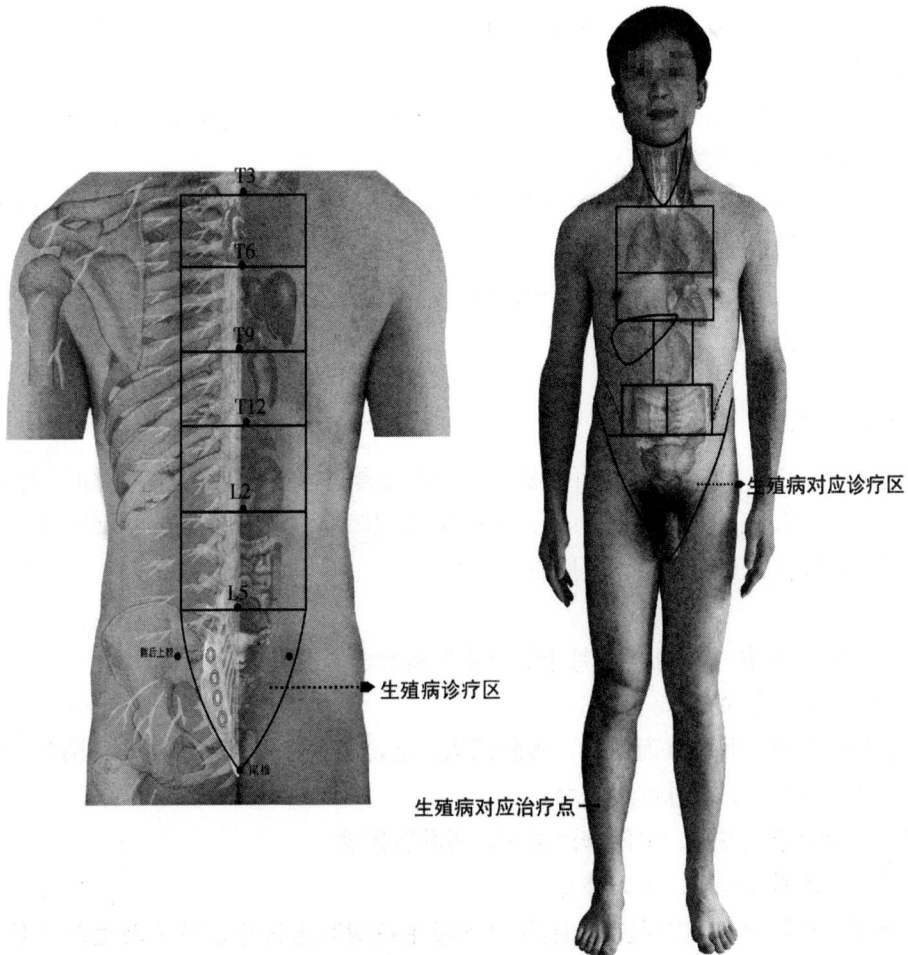

图 12-4　骶源性前列腺炎治疗示意图

骶髂筋膜处生殖病诊疗区：取扁圆刃水针刀，在此区松解筋结，同时可在骶后孔旋转分离 3～6 针，注射松解液 2mL，术后出针，贴创可贴。

四肢生殖病对应治疗点：取埋线水针刀按"十"字埋线法，在治疗点斜行进针达筋膜层，平推进针 3～5cm，推注松解液 2mL，充分进行扇形松解筋膜结节。当针下有松动感时，边推线边退针，将蛋白线留置于治疗点的肌筋膜层，不使蛋白线外露。术后出针，贴创可贴。

每 1～2 周治疗 1 次，3～5 次为 1 个疗程。

病情顽固的患者，可选用微型筋骨针，在命门次、肾俞次、神门次处，按对应补偿原理行筋膜扇形交叉叩刺法。每周治疗 2～3 次，3～5 周为 1 个疗程。

【手法治疗】

1. 根据脊柱三步定位诊断法，结合临床表现及影像学检查，找到 L2～L5 三突线偏歪的棘突与横突，采用呼吸推按复位法或摇腿揉腰法，使其恢复到原来的位置。骶髂关节半错位者，采用三点定位快速闪动法进行复位，伴有骶椎点头者行双向推按法，伴有骶椎仰头者行单向推按法。

2. 在生殖病诊疗区，中枢线治疗点，给予按揉叩击法，以充分舒展蛋白线，松解病变区紧张的肌筋膜，以增强疗效。

3. 在生殖病对应诊疗区，给予按揉松解手法，以充分舒展蛋白线，松解病变区紧张的肌筋膜，以增强疗效。

4. 在四肢生殖病对应治疗点，给予按揉松解手法，充分舒展蛋白线，松解治疗点紧张的肌筋膜，以增强疗效。

【典型病案】

1. *脾肾阳虚型*　腹中冷痛，面色萎黄，少食厌食，神疲乏力，肠鸣腹痛，大便稀薄，五更泄泻，腰部冷痛，尿多或尿不净，男性易出现阳痿、前列腺炎等，女性可出现不孕等。舌质淡而胖，常有齿痕，舌头偏白。

病案

白某，男，58 岁。2019 年 6 月于北京中医药大学国医堂就诊。

主诉：阳痿一年余。

患者形体虚胖，阴茎举而不坚，腰酸困痛，肢冷畏寒，纳少便溏，小便清长。舌质淡胖，苔白腻，关脉滑、尺脉沉细无力。

病机：少阴阳气虚弱，太阴脾虚湿困，属脾肾阳虚。

治法：化痰燥湿健脾，温阳补肾。

水针刀埋线治疗：选取腹前筋膜区中下段生殖病对应诊疗区及下肢生殖病对应治疗点；配合筋骨针，刺太溪、大钟、照海、命门、气海。

艾灸关元、神阙、肾俞。

太溪能滋阴补肾，清虚热，以调胃润肠。大钟为足少阴肾经络穴，别走太阳膀胱，滋肾壮水，调和表里。照海，助水蓄之行。肾俞为足太阳膀胱经之俞穴，针用平补平泻手法，滋肾壮水，疏通膀胱经气而调和表里。关元为小肠募穴，艾灸可温阳壮元，助命门之火。气海可助关元振奋阳气。神阙能固本培元，起陷下之阳，为回阳救逆之要穴。

处方：真武汤加减。焦白术 20g，泽泻 15g，制附子 30g（另包，先煎 2 小时），肉桂 6g，干姜 30g，巴戟天 30g，肉苁蓉 30g，锁阳 15g，覆盆子 15g，淫羊藿 30g，山药 30g，炙甘草 9g，生姜 9 片，大枣 12 个，炒小米 90g（药引）。6 剂，水煎服，日服 3 次。

方解：附子、肉桂、巴戟天、肉苁蓉、锁阳辛热入肾，温壮元阳，补命门之火。茯苓、泽泻、焦白术健脾利水。山药调理脾胃。生姜温中助阳。甘草调和诸药。

服上方 6 剂，针 3 次，纳少、便溏较前明显好转，阴茎略能勃起，然房事仍不满意。诊脉弦滑，舌淡、苔白腻，继服上方，加用熟地黄 15g。前后共服 9 剂，针灸并用 6 次，神阙、命门外贴吴氏复元膏以固其本，阳痿及伴随症状消除而愈。

2. 肝郁气滞型　口苦、咽喉干，咽喉有堵塞感，眩晕，烦躁易怒，肋骨胀痛，失眠多梦。舌淡，苔白滑，脉弦细或弦数。

病案

顾某，男，32 岁。2019 年 6 月于北京中医药大学国医堂就诊。

患者阳痿半年余，服中西药疗效不佳。体魄甚壮，非虚怯。切其脉弦有力，视其舌苔则白滑略厚。除阳痿外，兼见胸胁苦满、口苦、心烦、手足冰冷。因内怀忧患心情，久而不释，发生此病。肝胆气郁，抑而不伸，阳气受阻，《伤寒论》所谓"阳微结"也。气郁应疏之、达之，而反服补阳壮火之品，则实其实、郁其郁，故使病不愈也。

病机：厥阴肝胆气郁。

治法：疏肝利胆，通阳解郁。

水针刀埋线治疗：选取腹前筋膜区中下段生殖病对应诊疗区及下肢生殖病对应治疗点；配合筋骨针，刺行间透太冲、章门透大包、太溪、中渚、命门。

艾灸关元、肾俞。

太冲为足厥阴肝经之原穴，疏肝解郁，清热泻肝气之横犯。章门为脾之募，足厥阴经与足少阳经之会穴，可调肝理气，运脾通络。太溪能滋阴补肾，清虚热，以调胃润肠。中渚为手少阳三焦经之输穴，宣畅三焦气机，以助水蓄之行。肾俞为足太阳膀胱经之俞穴，针用平补平泻手法，滋肾壮水，疏通膀胱经气而调和表里。关元为小肠募穴，艾灸可温阳壮元，助命门之火。

处方：小柴胡汤合四逆散加减。柴胡 15g，黄芩 9g，姜半夏 15g，党参 15g，白芍 15g，枳实 10g，巴戟天 15g，肉苁蓉 15g，覆盆子 15g，淫羊藿 15g，山药 30g，炙甘草 10g，生姜 9 片，大枣 7 枚。

方解：本案选小柴胡汤与四逆散合方，疏通气机，开泄阳郁，以调畅少阳枢机为要。小柴胡汤和解少阳之枢而利其气；阴经之枢机，在于少阴，四逆散通畅少阴之枢以达其阳。二方合用，枢机一开，则气机利，阳气伸，火气达，而阳痿可愈矣。故君柴胡以疏肝之阳，臣芍药以泻肝之阴，佐甘草以缓肝之气，使枳实以破肝之逆，三物得柴胡，能外走少阳之阳，内走厥阴之阴，则肝胆疏泄，而厥可通也。

服上方3剂，针3次，症状明显减轻。上方继服6剂，针5次而痊愈。随访半年无复发。

【注意事项】

1. 饮食宜清淡，控制辛辣油腻食物的摄入，忌烟酒。

2. 节房事，戒躁怒；注意调畅情志。

3. 适当锻炼身体，增强体质。

参考文献

［1］吴阶平. 黄家驷外科学［M］. 6 版. 北京：人民卫生出版社，1999.

［2］赵定麟. 脊柱外科学［M］. 上海：上海科学技术出版社，1996.

［3］吴汉卿. 大成水针刀疗法［M］. 北京：中国医药科技出版社，1996.

［4］龙层花. 脊柱病因治疗学［M］. 香港：商务印书馆，1987.

［5］潘之清. 实用脊柱病学［M］. 济南：山东科学技术出版社，1999.

［6］吴汉卿. 脊柱相关病水针刀疗法［M］. 北京：人民军医出版社，2006.

［7］宣蛰人. 软组织外科学［M］. 上海：文汇出版社，2002.

［8］朱汉章. 针刀医学原理学［M］. 北京：人民卫生出版社，2002.

［9］宋文阁. 临床疼痛鉴别诊断学［M］. 济南：济南出版社，1992.

［10］董福慧. 脊柱相关病［M］. 2 版. 北京：人民卫生出版社，2006.

［11］吴汉卿. 中医微创入路解剖彩色图谱［M］. 北京：人民军医出版社，2010.

［12］严振国. 危险穴位临床解剖学［M］. 上海：上海第二军医大学出版社，2008.

［13］刘柏龄. 退行性脊柱炎 1000 例分析［J］. 辽宁中医杂志，1982（1）：12–13.

［14］吴汉卿. 筋骨三针疗法［M］. 北京：人民军医出版社，2011.

［15］严振国，李殿宁，白丽敏. 中医应用神经解剖学［M］. 上海：上海科学技术出版社，2005.

［16］田纪均. 错骨缝与筋出槽治疗术［M］. 2 版. 北京：人民军医出版社，2012.

［17］吴汉卿. 中华针刀·水针刀微创治疗学挂图［M］. 北京：中国医药科技出版社，2006.

［18］邵水金. 实用躯体解剖学［M］. 上海：上海科学技术文献出版社，2006.

［19］吴汉卿. 水针刀微创三维解剖学［M］. 香港：世界医药出版社，2002.

［20］陈秀华. 中医传统特色疗法［M］. 北京：人民卫生出版社，2010. 4

［21］吴汉卿. 脊柱相关病九大诊疗区系列挂图［M］. 3 版. 北京：人民军医出版社，2006.

［22］宋一同. 颈椎区形态变化与颈椎病［J］. 安徽中医杂志，1985（7）：20–23.

［23］李建民. 前入路手术治疗颈椎病［J］. 实用外科杂志，1982（3）：17–19.

［24］吴汉卿. 生物水针刀动静治疗学［M］. 2版. 香港：世界医药出版社，2002.

［25］郭长青. 针刀针法手法学［M］. 9版. 北京：中国中医药出版社，2012.

［26］吴汉卿. 九针刀三维疗法［M］. 香港：世界医药出版社，2002.

［27］吕选民. 中国整脊学［M］. 西安：陕西人民出版社，2004.

［28］吴汉聊. 水针刀九大诊疗区蛋白线植入疗法［M］. 香港：世界医药出版社，2001.

［29］张建福. 骨伤疼痛疾病的中西医诊疗［M］. 北京：中医古籍出版社，2002.

［30］吴汉卿. 中医脊诊整脊与微创技术［M］. 沈阳：辽宁科学技术出版社，2009.

［31］陈秀华. 陈氏针法新释［M］. 北京：人民卫生出版社，2007.

［32］吴汉卿. 脊柱、胸腹反射区诊治区挂图［M］. 沈阳：辽宁科学技术出版社，2010.

［33］陈关富. 针刀治疗颈源性眩晕［M］. 成都：四川科学技术出版社，2006.

［34］冯天有. 损伤性脊柱疾病的发病与治疗［M］. 新中医，2006（11）：42.

［35］吴汉卿. 水针刀微创技术·骨筋伤病［M］. 北京：人民卫生出版社，2013.